Dr. Johann Loibner

Homöopathie für alle

Praktische Hilfe im Alltag

Dr. Johann Loibner

Homöopathie für alle

Praktische Hilfe im Alltag

Michaels Verlag

IMPRESSUM

Ammergauer Str. 80, D-86971 Peiting

ISBN 978-3-89539-931-2
2. Auflage 2017

Inhaltsverzeichnis

Vorwort Dr. Kurt Usar

Hans Loibner ist ohne Zweifel einer der herausragenden österreichischen Homöopathen, jemand, der auch bei schwersten Erkrankungen seine Therapieform einzusetzen sich nicht scheut.
Gleichzeitig schreibt er in seinem neuen, hier vorgelegten Buch, es widerfahre ihm auch nach 40jähriger Praxis bisweilen, dass eine gut ausgebildete Mutter ein besseres Heilmittel für ihr Kind auffand als er selbst es vermochte.
Dieses Werk nun, das ich als langjähriger Schüler von Hans Loibner einführen darf, ist gemäß dieser Einsicht und Erfahrung aufgebaut.
Es wendet sich einerseits an erfahrene homöopathische Ärzte unter dem Motto „Wir stehen alle immer am Anfang", bietet aber auch zutiefst praktische Tipps und eine Einführung in diese wunderbare Heilmethode für den interessierten, ambitionierten Laien.
Ziel ist es, aus jedem Leser einen „Meister der Homöopathie im Alltag" zu machen.
Der Aufbau des Buches ist denkbar einfach:
in einem ersten Abschnitt werden die Grundlagen der Homöopathie ebenso prägnant und mit persönlichen Erfahrungen unterlegt präsentiert wie im zweiten Teil ein äußerst origineller Zugang zu den Heilmitteln gezeigt wird, der abseits von modischen Strömungen spekulativer Natur gewissermaßen die Leitmelodie jeder Arznei meisterlich herausarbeitet.
Hans Loibner beginnt sein Buch mit einem Rückblick auf Zeiten, wo zumindest eine Person im Haushalt heilkundig war und bei den zahlreichen harmlosen aber schmerzhaften und lästigen Erkrankungen und Übeln des Alltags mit Naturmedizin auszuhelfen wusste.
Dieses Wissen droht in der heutigen durchmedikalisierten Zeit, wo uneingeschränkt und –vermeintlich - gratis für auch geringste Befindlichkeitsstörungen oft nebenwirkungsreiche Medikamente zur Verfügung stehen, verloren zu gehen.
Zugleich weiß der Autor, dass die von ihm gelehrte, praxisnahe, nachvollziehbare, nur den Aufwand spannenden Lernens erfordernde

Homöopathie wie wenige andere Methoden dazu geeignet ist, Laien wie Ärzten, jedem auf seine Weise, ein Instrument an die Hand zu geben, das in Zeiten zunehmender Ökonomisierung der Medizin, Verknappung der zur Verfügung stehenden finanziellen Mittel und zunehmendem Umweltbewusstsein in einem gänzlich gegenläufigen Zug der Zeit liegt.

Mit viel Liebe und der dem Verfasser als Arzt wie der Homöopathie als Methode eigenen Menschlichkeit widmet sich Hans Loibner den Grundlagen dieser Heilkunst, beschreibt zu Anfang Vorteile, die aus ihrer bloßen Anwendung erwachsen, wie etwa, dass Eltern, die ihre Kinder bei ihren Erkrankungen von Beginn an homöopathisch begleiten, diese in ihrer Verschiedenheit je besser kennenlernen;

Sodann legt er Gedanken vor, die jeder Arzt wie jeder Kranke sich stellen sollte (was ist eigentlich die Krankheit? Ist sie eine eigene, ontologisch aufgeladene Wesenheit, ein unheimlicher Eindringling, der bekämpft und vernichtet werden muss oder vielmehr ein aus einer Verstimmung des Organismus hervorgehender Heilvorgang, den es ganz im Gegenteil mit geeigneten Mitteln anzuregen gilt?

Haben wir in der Krankheit also ein sinnloses, unerklärliches Fatum versagender Organe vor uns oder nicht vielmehr kranke Menschen, in denen höchst sinnvolle Prozesse der Genesung und Anpassung an veränderte Außenbedingungen ablaufen, die es gemäß dem Autor lebenslangem Leitspruch „primum nihil nocere“ mit den gelindesten Mitteln zu fördern gilt?

In einfacher aber einprägsamer Weise geht er auf Umstände ein, die das Ausbrechen von Krankheiten begünstigen (Schlafmangel, seelischer Unfrieden, schlechte Atmosphäre im Rahmen der häuslichen Pflege, Überladung des Erkrankten in der Vergangenheit mit Antibiotika, Impfungen und anderen unterdrückenden Behandlungen) ... der Begriff der Unterdrückung schlechthin in seinen verschiedensten Facetten hat man schon lange nicht mehr so succinct herausgearbeitet präsentiert bekommen. Der Unsitte, Fieber mit hochpotenten Pharmaka blitzartig zu senken werden Kneippsche Anwendungen, dem Autor ein Arztleben lang ein weiteres großes Anliegen, gegenübergestellt.

Es folgt eine Einführung in die Herstellung homöopathischer Arzneien, die Potenzierung / Dynamisierung gefolgt von einer ebenso kurzen wie wirksamen Replik auf die ad nauseam vorgebrachte, auf einem ebenso banalen wie hartnäckig fortlebenden primären Gedankenfehler beruhende Behauptung, in homöopathischen Hochpotenzen sei nichts enthalten. Damit kann dieser polemische Einwand hoffentlich einmal zu Grabe getragen werden.

Schließlich der ausführliche Arzneimittel-Teil: Eine komprimierte Übersicht zum raschen Nachschlagen am Anfang, „Goldkörner" sozusagen aus der Praxis Dr. Loibners. Darauf folgen die Arzneibilder, teilweise mit praxisnahen Einsichten zu den Krankheiten, bei denen sie ganz vorzüglich zur Anwendung kommen.

Der Autor schildert wie durch die von ihm immer und überall gepredigte Technik des „die Ohren spitzen, die Augen weit aufreißen und die Zunge in Ketten legen", dem Heilkundigen homöopathische Symptome „zur Umarmung" gleichsam zufallen, dabei fehlt es dem Buch nicht an humorvollen Zwischenbemerkungen des Verfassers wie etwa zur Zusammenarbeit mit anderen medizinischen Disziplinen – problemlos etwa nach seiner Erfahrung die Kooperation mit Chirurgen, diese hielten von der herkömmlichen Medizin ohnehin reichlich wenig.

Was den Arzneimittelteil des Buches betrifft, getraue ich mich zu versprechen, dass jener Leser, der die dargestellten Heilmittel wiederholt und intensiv studiert und die hier entfaltete Idee jedes Mittels auf sich wirken lässt, sie in der Alltagspraxis nicht mehr verfehlen wird. Das gilt für den sich seiner Grenzen bewussten Laien ebenso wie für den bisweilen durch unnötig erkünstelte Gedankenexperimente verunsicherten erfahrenen Homöopathen.

Dieses Buch ist die Essenz eines jahrzehntelangen erfahrungsgesättigten Homöopathenlebens, imprägniert durch die Weisheit eines wirklich ganzheitlich denkenden Arztes.

Ich kann es mit Gewissheit jedem Patienten wie jedem Kollegen zur Lektüre wärmstens empfehlen.

Es bleibt mir der Dank, für die ehrenvolle Aufgabe, dieses ganz besondere Buch einführen zu dürfen. Ich tue es in der Gewissheit, dass jede Leserin, jeder Leser eben soviel Kurzweil erleben wie Erkenntnis daraus ziehen wird, wie es mir widerfuhr.

Das Buch kann an den verschiedensten Stellen aufgeschlagen und häppchenweise gelesen werden-theoretisch. Sie werden es in einem Zuge lesen! Viel Vergnügen!

Vorwort des Verfassers

„Aude sapere"
Horaz

„Habe Mut, dich deines eigenen Verstandes zu bedienen!"
Immanuel Kant

„Erkühne dich, weise zu sein!"
Friedrich Schiller

An die Leser dieses Buches!

Vor die Frage „Wie geht das?" sollten wir bei vielen Dingen des Lebens die Frage „Wozu das?" stellen. Warum und wozu sollen heute die Menschen bei den Erkrankungen des Alltags homöopathische Medikamente verwenden. Wozu sollte man sich überhaupt mit der Homöopathie beschäftigen oder sich sogar mehr darauf einlassen?

Bis vor dem 2. Weltkrieg wusste sich mindestens eine Person im Haushalt bei den Erkrankungen des Alltags gut zu helfen. Da kannte sich die eine Mutter sehr gut aus bei den Wasseranwendungen aus dem Schatz der Lehren nach Sebastian Kneipp. Eine andere wusste ausreichend Bescheid über unsere bewährten, traditionellen Heilpflanzen. *Hauswurz, Wermut, Arnica, Frauenmantel, Tausendgüldenkraut, Salbei, Melisse* und viele mehr waren unseren Großmüttern nicht nur dem Namen nach bekannt. Die Heilpflanzen waren als wirksame Hilfen ganz selbstverständlich in Gebrauch.
Nicht jedes Fieber, nicht jeder Durchfall und nicht jeder Zahnschmerz waren Gründe, sofort den Arzt zu rufen und starke Medikamente zu nehmen. Die Menschen mussten lernen, zwischen leichten und schweren Störungen unterscheiden.
Und dann kam die Medizinindustrie. Bald nach 1950 begann das alles anders zu werden.
In unseren reichen Ländern sind wir ja medizinisch rund um die Uhr versorgt. Alle Segnungen der modernen Medizin stehen uns jetzt uneingeschränkt und gratis? zur Verfügung. Unlängst erklärte ein sehr prominenter Arzt und Buchautor, „Schmerzen sind Vergangenheit, diese braucht kein Mensch mehr zu erleiden". Vielleicht hatte sich dieser Mediziner nur auf die Narkose oder auf die hohen Opiatdosen bei Menschen im Endstadium eines Krebsleidens bezogen. Jedenfalls begleiten uns Schmerzen dennoch täglich. Auch wenn wir im Alltag von allerlei schmerzhaften Leiden befallen werden, widerstrebt es den meisten

Menschen ständig Schmerzpräparate in der Handtasche, im Auto, in der Manteltasche und im Nachtkästchen vorrätig zu haben. Es ist doch gegen jede Vernunft, wegen jedem kleineren oder größeren Übel gleich Medikamente zu nehmen, von denen wir wissen, dass sie doch gewisse Nebenwirkung haben und auf Dauer dem Organismus auch schaden.
Aber es begleiten uns im Alltag nicht nur Schmerzen im eigentlichen Sinn. Es gibt viele andere Übel, die unser Wohlbefinden stören. Husten, ein verdorbener Magen, Fieber, eine Darmverstimmung, Schnupfen, akute Blasenprobleme, Hautausschläge, Grippe, Eiterungen, schlecht heilende Wunden, Nasenbluten, Verletzungen u.v.a.
Wegen all solcher Lästigkeiten haben nur wenige Menschen Lust, in überfüllten Wartezimmern und Ambulatorien stundenlang zu warten.
Allmählich hat sich in den letzten Jahren ein erhöhtes Bewusstsein für die Umwelt und unsere Gesundheit entwickelt. Immer mehr Menschen erkennen, dass die Gesundheit zu einem großen Teil in unseren eigenen Händen liegt. Die Vorstellung, der Arzt, die Krankenkasse und die Frau Gesundheitsministerin erhalten mich gesund und am Leben, war nur eine kurze Illusion. Die jetzige Generation ernährt sich bereits vollwertig, weiß über gesundes Wohnen Bescheid, lebt umweltbewusst und erlernt Heilmethoden, die es jenseits der großen Medizinindustrie gibt. Kurz, es geht darum, dass die Menschen gegenüber bestimmten Bereichen der heutigen Medizin skeptisch geworden sind. Sie wollen ihren eigenen Verstand nützen, um in Eigenverantwortung und selbstständig mit Gesundheit und Krankheit umgehen zu können.
Für die Erkrankungen im Alltag gehört nun die Homöopathie zu den beliebtesten Methoden. Vor 30 Jahren konnten selbst höchste Gesundheitspolitiker das Wort Homöopathie beinahe nur stotternd nachsprechen. Inzwischen finden wir in jedem zweiten Haushalt homöopathische Mittel und ebenso rät ein beträchtlicher Teil der niedergelassenen Ärzte zu homöopathischen Medikamenten.

Die wesentlichen Gründe für die Sympathie für diese Heilmethoden sind kurz zusammengefasst:
Wer sich damit auskennt, stellt fest, dass diese Heilmittel wirklich helfen.

Mit dem erwachten Umweltbewusstsein sind die Menschen sensibler und kritischer gegenüber starken Medikamenten der „Chemie" geworden. Dass z.B. Antibiotika und Impfstoffe schwere Nebenwirkungen haben, hat sich inzwischen herumgesprochen und passt nicht mehr zur heutigen Auffassung vom Leben. Viele Eltern erklären dazu unisono „ich will meine Kinder nicht mit Antibiotika vollpumpen lassen". „So kann es nicht weitergehen" oder „da schaue ich nicht mehr länger zu", klagen die Mütter, wenn ihre anfälligen Kinder trotz ständiger, antibiotischer Behandlung statt gesünder immer kränker werden. „Es wird wirklich unerträglich".

Jemand, der Homöopathie verwendet, wird vor Medikamentenmissbrauch bewahrt. Er gerät kaum in Tablettensucht und wird nicht von Schmerzmittel abhängig.

Die homöopathischen Arzneien für die Erkrankungen des Alltags zu erlernen ist möglich und nicht schwer.
Es gibt dazu ausreichend Literatur im Buchhandel und im Internet. Ist jemand noch kein Meister darin, gleich von Anfang an die passendsten Heilmittel zu finden, so liegt es an der Art der potenzierten Heilmittel, dass sie dem Patienten wenigstens nicht schaden. Mit der weiteren Beschäftigung und der zunehmenden Erfahrung wird jeder vernunftbegabte und interessierte Mensch die Mittel mit immer besserem Erfolg einsetzen.

In den Bergen, auf Reisen in fremden Ländern ist die die medizinische „Vollkasko Versorgung von 0 bis 24 Uhr" nicht immer möglich.

Nicht immer ist ein Arzt oder die Rettung zu erreichen.
In den Bergen, auf Reisen, in fremden Ländern ist die die medizinische „Vollkasko-Versorgung von 0 bis 24 Uhr" nicht immer möglich.

Ich bitte Gott darum, dass unser Wohlstand nicht zurückgeht oder durch Unruhen oder gar Krieg zusammenbricht. Es ist jedoch nicht klug, zu meinen, wir werden für alle Zeiten vor Katastrophen sicher sein. Für solche Fälle werden sich jedenfalls jene Menschen besser zurechtfinden, die gelernt haben, mit den Erkrankungen des Alltags selbstständig umzugehen. Homöopathische Haus- und Reiseapotheken waren schon im neunzehnten Jahrhundert in Verwendung. Es hat sogar homöopathische Feldapotheken gegeben.

Eltern, die ihre Kinder bei ihren Erkrankungen von Beginn an homöopathisch begleiten, lernen ihre Kinder viel besser kennen. Jedes Kind ist verschieden. Das eine Kind hat diese und das andere jene Krankheitsneigung und sie unterscheiden sich besonders im Leiden. Dadurch verstehen die Eltern ihre Kinder viel besser und das Verhältnis zwischen Eltern und Kindern wird inniger und vertrauter.

Für wen ist dieses Buch geschrieben? Für alle!
Es ist für jene, die am Beginn der Homöopathie stehen und für jene, die schon länger und auch schon sehr lange in der Homöopathie zu Hause sind. Die Homöopathie ist erstens für die Patienten da, die Hilfe brauchen, dann auch für jene, die ihre Patienten betreuen. Es ist besonders für Ärzte geschrieben, ob sie nun am Anfang stehen und die Homöopathie einmal versuchen wollen oder ob sie schon gut ausgebildete und erfahrene homöopathische Ärzte sind. Denn die Repetition *mater studiorum est.*[1] In der Homöopathie ist man nie Meister, wir sind alle immer nur Anfänger.

In der Homöopathie ist man nie Meister, wir sind alle immer nur Anfänger.

Es ist für alle, auch für nicht professionelle Homöotherapeuten geschrieben. Nicht immer ist ein guter Fachmann zur Stelle. Ich muss nach meinen 40 Jahren homöopathischer Praxis gestehen, dass nicht selten die Mutter eines erkrankten Kindes ein passenderes Mittel gefunden hat als ich. Für ein selbstständiges (Be-)handeln muss sich jeder von uns immer weiter in die Materie vertiefen.

Dr. Johann Loibner
Ligist, 24. Februar 2016

1 Wiederholung ist die Mutter alles Studierens.

Einführung

Jetzt aber kommen wir zur Frage „Wie geht das?“ und wie erlerne ich die Mittel und ihre Anwendung?
Eines bleibt uns nicht erspart, die Zeit. Wir müssen uns die Zeit nehmen, die Mittel und die Methode, soweit es für die Erkrankungen des Alltags notwendig ist, zu erlernen. Es ist viel einfacher als manche Homöopathen behaupten.
Im Abschnitt **Homöopathie verstehen** lernen sie die gedanklichen Grundlagen kennen. Diesen Abschnitt habe ich bewusst an den ersten Teil, noch vor die Heilmittel gestellt. Es besteht die Neigung, nur die Mittel zu studieren und die theoretische Basis bloß zu überfliegen.
Die Arzneien sind im Abschnitt **Die Heilmittel** kurz und ausreichend beschrieben. Es handelt sich nur um eine sehr begrenzte Auswahl aus dem riesigen Schatz der Heilmittel. Ich habe die bekanntesten Mittel ausgewählt. Wenn Sie diese Arzneien zur Gänze kennen und einzusetzen verstehen, dürfen Sie sich Meister der Homöopathie im Alltag nennen.
Im Laufe der Zeit werden Sie noch weitere Mittel kennen lernen. Es gibt heute viele andere homöopathische Bücher und auch reichlich Literatur im Internet.
Sie sollen sich angewöhnen, gerade bei akuten Störungen, sich die notwendige Zeit zu nehmen. Sie ersparen sich später viel Zeit, wenn Sie sich vorher damit beschäftigt haben. Am besten, Sie lesen das Buch einmal, ein zweites Mal und schließlich noch einmal durch. Die Zeit, die Sie sich jetzt genommen haben, bleibt Ihnen dann bei der Bewährung erspart.
Und jetzt kommt noch das Allerwichtigste!
Es ist das Anschauen, das Zuhören und das Begreifen oder Verstehen.
Das Anschauen lernen Sie dadurch, dass Sie die **Augen weit aufreißen**, wie die Kinder vor dem Christbaum,
das Zuhören lernen Sie, indem sie die **Ohren spitzen** und
die Zunge in Ketten legen.
Und erst jetzt berühren Sie den Kranken. Erst jetzt werden Sie sein Leiden verstehen.

Das Zuhören lernen Sie, indem sie die Ohren spitzen und die Zunge in Ketten legen.

Abschnitt I - Homöopathie verstehen

Was ist eigentlich die Krankheit?

Ist die Krankheit ein unabwendbares Schicksal?
Müssen wir uns immer fürchten, wenn wir krank werden?
Trifft mich die Krankheit nach dem Zufallsprinzip?
Ist sie ein beseeltes Wesen aus dem Lehrbuch für Mediziner?
Ist denn die Krankheit ein eigenes Wesen
oder ist sie immer eine Reaktion auf die Umgebung?
Ist die Krankheit sogar ein Heilvorgang?
Hilft es uns, wenn wir die Krankheit verstehen?

Jeder von uns ist einmal mehr oder weniger krank oder mehr oder weniger gesund.
Im Winter, in der kalten Jahreszeit sind wir fast immer etwas erkältet. Husten, Halsweh, Gliederschmerzen, erhöhte Temperatur, Müdigkeit etc. begleiten uns den ganzen Winter.
Nach einem verdorbenen Magen, nach einigen Nächten zu wenig Schlaf, nach seelischen Strapazen, nach körperlichen Überanstrengungen etc. reicht dann eine leichte Unterkühlung, um schließlich doch einmal schwerer zu erkranken. Dann sprechen wir von Grippe, Husten, Angina, Lungenentzündung und so fort. Bei den meisten Erkältungskrankheiten genügt es, sich körperlich zu schonen, einige Tage Bettruhe und aufmerksam weitere Unterkühlungen zu vermeiden. Doch was ist dann, wenn wirklich eine Lungenentzündung oder sogar eine schwere eitrige Angina vorliegt?
Dann ist jemand eben schwerer erkrankt.
Gerade bei den so genannten Erkältungskrankheiten fällt es uns leicht zu verstehen, dass Krankheiten als Folge nach bestimmten Einwirkungen und belastenden Ereignissen entstehen. Sie sind somit keine eigenen Wesen. Sie können nicht von sich aus von einem Menschen Besitz ergreifen, wie uns das oft vorerzählt wird. Krankheiten sind vielmehr bereits die Folge und nicht die Ursache selbst.

Krankheiten sind bereits die Folge und nicht die Ursache selbst.

Auch bei den meisten Erkrankungen des Alltags, wie Erbrechen, Magenbeschwerden, Durchfälle, Zahnschmerzen, Schlafstörungen etc. sind wir in der Lage, den Zusammenhang zwischen einem auslösenden Ereignis und der aktuellen Krankheit zu entdecken. Die großen Heilkundigen haben die Krankheit auch eine Verstimmung des Organismus genannt. Gerade bei den akuten Erkrankungen gelingt es uns leicht, auslösende Ursachen für die akute Verstimmung zu erkennen, weil zwischen dem krankmachenden Ereignis und dem augenblicklichen Leiden nur wenig Zeit dazwischenliegt.
Der kranke Mensch befindet sich also in einem geschwächten Zustand seiner Gesundheit. Ist der Mensch gesund, dann ist er kräftig, hat Appetit, will arbeiten, hat keine körperlichen Beschwerden, ist unternehmungslustig, ist kaum nervös, kurz auf „österreichisch" gesagt, er ist „gut drauf".
Ist aber jemand krank, dann ist er müde, kann nicht arbeiten, ist seelisch verstimmt, findet keinen Schlaf, hat keinen Appetit; dann ist der Mensch krank. Die Krankheit ist eben ein Zustand, der sich infolge schädigender Ereignisse einstellt. Wir haben in Wirklichkeit nicht eine Krankheit vor uns, sondern einen kranken Menschen.
Krankheiten treten also immer dann auf, wenn es schädigende Ereignisse gegeben hat.
Ist die Krankheit eigentlich nicht ein Heilvorgang? Wenn Hitze, Kälte, körperliche oder seelische Traumen oder Vergiftungen auf einen Organismus einwirken, dann werden Reaktionen ausgelöst, die seine Unversehrtheit bewahren oder wiederherstellen sollen. Nach Unterkühlungen reagiert er mit erhöhter Temperatur, dem Fieber. Im Fieber laufen offenbar hohe energiereiche Prozesse ab, die zur Wiederherstellung des angegriffenen Systems dienen sollen.
Ist ein Fremdkörper eingedrungen, wird dieser von vermehrt Gewebsflüssigkeit, weißen Blutkörperchen und Bakterien umschlossen, um den Fremdkörper auszustoßen oder abzukapseln. Nach verdorbenen Speisen kann der Körper mit Erbrechen und sogar mit Durchfällen reagieren, damit nicht schädliche Stoffe ins Blut gelangen und kann sich auf diese Weise vor gefährlichen Vergiftungen schützen.

Unsere Aufgabe ist es, den geschwächten Organismus einfühlsam aus seiner Verstimmung wieder herauszuführen.
Wir behandeln daher nicht Krankheiten, die wir bekämpfen oder die wir besiegen. Die Krankheit ist also nicht ein sinnloses, unerklärliches Versagen des Organismus. Krankheiten sind im Gegenteil höchst sinnvolle Prozesse, die wir mit schonenden Maßnahmen unterstützen. Wir forschen zuerst nach den Umständen, welche die Gesundheit des Kranken angegriffen haben. Danach wählen wir jene Heilmittel aus, die zu seinen jeweiligen Symptomen passen.

Leichte und **schwere** Krankheiten

Ist mein Kind leicht erkrankt oder schwer?
Hat mein Bruder eine leichte oder schwere Krankheit?
Ist eine Lungenentzündung eine schwere Krankheit?
Kann eine Halsentzündung sehr gefährlich sein?

Der Name der Krankheit sagt zu wenig darüber aus, ob es sich um einen schweren oder leichten Zustand handelt. Über den Namen erfahren wir, welcher Teil des Körpers, der Kopf, der Hals, oder der Darm oder ein anderes Organ betroffen ist. In den meisten Fällen handelt es sich um Entzündungen, die bei kleinen Kindern sehr oft mit Fieber einhergehen.
Worauf wir aber wirklich zu achten haben, ist etwas viel Wichtigeres. Ist der Mensch schwer oder leicht erkrankt? Woran können wir das sehen oder den Zustand beurteilen?
Hohes Fieber oder heftige Schmerzen verlangen unsere Aufmerksamkeit. Das muss aber nicht heißen, dass es sich um einen ernsten Zustand handelt. Was hilft uns also, um zu erkennen, wie schwer oder wie bedrohlich das aktuelle Leiden ist.
Da gibt es einmal die Frage, wer ist der Kranke? Ist es ein sonst gesunder Mensch, dem selten etwas fehlt, der praktisch nie einen Arzt zu sehen bekommt. Menschen von robuster und starker Natur erkranken eben seltener und harmloser als andere.

Da gibt es einmal die Frage, wer ist der Kranke?

Wie sind die Umgebung des Kranken und seine Lebensweise? Wurde das Kind länger gestillt, hatte es eine vollwertige Ernährung, herrschen in der Familie halbwegs Ordnung und harmonische Verhältnisse, gibt es ausreichend Schlaf? Beschäftigt sich mindestens ein Elternteil mit dem Thema Gesundheit? In einem solchen Fall werden z. B. Masern bloß ein unangenehmes Intermezzo sein.
Wenn aber im Gegenteil eben andere Umstände, welche die Gesundheit belasten und die Heilung verhindern, vorliegen, dann müssen wir schon eher mit einem anderen Krankheitsverlauf rechnen.
War das Kind schon öfters krank, hat es oft Antibiotika, stark fiebersenkende Mittel erhalten oder ist es nach Impfungen krank geworden, dann könnten auch Masern schwerer verlaufen und länger dauern. Bei Behandlung mit gefährlichen Medikamenten können Komplikationen dazukommen. Dazu gehört auch noch, wie der Patient betreut und gepflegt wird. Ist eine Mutter beim Kind, die mit den Krankheiten des Alltags recht gut umzugehen weiß oder liegt das Kind in einem Spital, wo es sich gar nicht zuhause fühlt.

Ein ganz wesentlicher Umstand ist die auslösende Ursache.

Ein ganz wesentlicher Umstand, der den Verlauf einer Erkrankung entscheidend beeinflusst, ist die auslösende Ursache oder die aktuellen Umstände, die zur Krankheit geführt haben.

Das kann einmal eine schwere Unterkühlung sein. Oft bringt auch der Mangel an Schlaf über mehrere Tage das Immunstem durcheinander. Unregelmäßigkeiten im Tagesrhythmus und vor allem seelischer Unfrieden können die augenblickliche Verfassung schwer beeinträchtigen.
Wie schwer oder leicht eine Krankheit ist, erfahren wir also dadurch, wer der Kranke ist, wodurch das Leiden ausgelöst wurde und wie der Kranke behandelt und gepflegt wird. Da kann dann ein Keuchhusten eine lästige Geschichte von wenigen Tagen oder ein ernster Zustand von mehreren Monaten werden. Da kann dann eine Hirnhautentzündung so leicht verlaufen, dass sie nicht einmal wahrgenommen wird oder einen tragischen Verlauf nehmen. Nicht der Name sagt, wie schwer oder harmlos eine Krankheit ist, sondern eben, wer der Kranke ist und wer bei ihm ist.

Die auslösende Ursache

oder
was war vor der Krankheit
oder
der Beginn der Erkrankung

§ 5

Als Beihülfe der Heilung dienen dem Arzte die Data der wahrscheinlichsten Veranlassung der akuten Krankheit.
S. Hahnemann, Organon der Heilkunst.

„Heute morgen hatte ich in meinem linken Fuß heftige Schmerzen. Ich konnte mir nicht vorstellen, dass ich heute auch nur auftreten werde können. Doch nach einer halben Stunde behutsamer Gehversuche hat der Schmerz allmählich nachgelassen und gegen Abend war von den heftigen Schmerzen nichts mehr zu spüren“. Aufgrund dieser Symptome, Gliederschmerzen bessern sich bei laufender Bewegung, wird jeder, der schon etwas Homöopathie betreibt, das Heilmittel *Rhus tox* empfehlen. Allerdings gibt es auch noch andere Mittel, die bei fortgesetzter Bewegung die Schmerzen lindern. Wir müssen daher noch ein weiteres Symptom erfahren, das uns zum Heilmittel *Rhus tox* führt.
Eines der wichtigsten Elemente für die Arzneifindung in der Homöopathie ist die auslösende Ursache. Bei den allermeisten akuten Krankheiten lässt sich immer ein auslösender Faktor, eine äußere Veranlassung entdecken, die uns erklärt, warum dieses Leiden gerade jetzt aufgeflammt ist. *Rhus tox* ist dann das das sicherste Heilmittel, wenn wir wissen, dass die Krankheit infolge Nässe und Kälte und Überanstrengung aufgetreten ist. Den Grund der Erkrankung finden wir, wenn wir die aktuelle Ursache für dieses Leiden erfahren.

Auslösende Ereignisse sind Kälte, Zugluft, Hitze, Impfungen, Einwirkung von Sonne, Schlafmangel, Überessen, Durchnässung, Überanstrengung, allerlei seelische Erschütterungen wie Demütigung, Widerspruch, Ablehnung, Untreue u.v.a.

Wir müssen erst wieder lernen, an solche auslösenden Ereignisse zu denken. Jeder normale Mensch, der denken kann, ist in der Lage diese zu erkennen. Das ist nicht schwer und meistens bald zu erfahren.
Die auslösende Ursache ist genau genommen bereits der Beginn der Erkrankung. Zu diesem Zeitpunkt, in dem das störende Ereignis auf den Organismus einwirkt, nehmen wir die Krankheit noch nicht wahr. Die heutige, moderne Medizin stellt die Krankheit mit Hilfe von Apparaten und labormedizinischen Methoden fest. Das, was im Augenblick an Befunden festgestellt wird, ergibt die Diagnose. Was vor dem aktuellen Leiden war, können die Geräte nicht wissen. Wie das Leiden und wodurch es begonnen hat, erfahren wir erst durch die Anamnese, griechisch ἀνάμνησις, anámnēsis, „Erinnerung". Wir müssen also zum Beginn der Erkrankung zurückgehen, um die Krankheit wirklich zu verstehen. Dazu müssen wir fragen, noch besser uns erzählen lassen, wie es zum aktuellen Leiden gekommen ist. Erst dann, wenn wir die Umstände, das Umfeld, die Umgebung, die eigentliche Ursache, in gewisser Weise auch die Schuld, die Ätiologie , griechisch αιτία aitía „Schuld", die Vorgeschichte der Krankheit kennen, ist sie nicht mehr ein zufälliges, rätselhaftes Ereignis. Im medizinischen Lehrbuch heißt es dann: Ursache der Krankheit unbekannt.
Ein sehr tragisches Beispiel für die Gewohnheit, auslösende Ursachen nicht zu erfragen, ja sogar sie systematisch zu leugnen, sind die jährlichen Fälle von *Meningokokkensepsis*, die zu oft tödlich enden. Für bestimmte Impfstoffe allein ist dieses dramatische Leiden als Nebenwirkung bekannt. Wenn es nach Impfungen zu Fieber kommt, werden häufig stark fiebersenkende Mittel verordnet und leider auch aus Unwissen in Überdosis verabreicht. Auch für diese Substanzen ist die Nebenwirkung Meningokokkensepsis bekannt. So kommt es, dass Kinder vierundzwanzig Stunden nach Impfungen an *Meningokokkensepsis* sterben. Den Medien gegenüber wird dann trocken erklärt, dass es einen Fall von *Meningokokkensepsis* gegeben hat. Die Gründe für solche tragischen Entwicklungen liegen eben darin, dass die wahren auslösenden Ursachen nicht erfragt oder vertuscht werden.

Die auslösende Ursache zu erfragen oder zu erforschen, ist daher aus mehreren Gründen hilfreich und höchst notwendig.
In den Arzneimittellehren der Homöopathie sind die Symptome der Krankheit und des entsprechenden Heilmittels beschrieben. Das sind Fieber, Schmerzen, Husten, Schlaflosigkeit etc. Leider kommen in diesen Beschreibungen die auslösenden Ursachen oft viel zu kurz. Wir finden also bei *Aconit*, Beschwerden als Folge von Zugluft, Folge von Schreck, bei *China* Folge von Blutverlust und Stillen, *Nux vomica* Beschwerden nach Alkohol, *Staphisagria* nach sexuellen Exzessen und Zorn, *Cocculus* durch Schlafentzug u.v.a.
Die Art, die Schwere und die Intensität des auslösenden Ereignisses helfen uns dabei, die Prognose der Krankheit, ihren Verlauf und ihre Dauer einzuschätzen.
Nur jemand, der sich darin übt, die auslösenden Ereignisse zu beobachten und deren Folgen aufmerksam verfolgt, weiß mit den Jahren mehr darüber, wie man Krankheiten wirklich vorbeugt.
Schließlich sehe ich den größten Nutzen, auslösende Ursachen beobachten zu lernen darin, dass Krankheiten verstanden werden. Sie werden in Zukunft nicht mehr geheimnisvolle, schicksalhafte Wesen bleiben, beseelte Wesen, die aus dem Lehrbuch der Mediziner entsprungen sind. Die „Laien" brauchen sich dann nicht mehr vor den bedrohlichen Kreaturen der Krankheitserfinder zu fürchten.

Die „homöopathische Diagnose"

Eine Mutter wendet sich an einen homöopathisch tätigen Arzt. „Herr Doktor, ich war mit meiner Tochter beim Kinderarzt. Ich möchte nämlich wissen, was sie hat. Jetzt habe ich die Diagnose, möchte sie aber homöopathisch behandeln. Ich will ihr diesmal die Antibiotika ersparen".
Nehmen wir also an, Teresa ist seit einem Tag akut krank. Sie klagt über Halsschmerzen, hatte anfangs Frösteln und jetzt auch Fieber. Sie riecht etwas übel aus dem Mund und auf den Mandeln sind gelbe Knötchen zu sehen. Die Lymphknoten am Hals sind geschwollen und sehr schmerzempfindlich. Es ist ihr sehr kalt und sie möchte doppelt

warm angezogen und zugedeckt sein. Es ist Winter, sie musste sich länger im Freien aufhalten, war dabei aber zu wenig warm angezogen. Die Kinderärztin hat als Diagnose eine *betahämolysierende Streptokkenangina* festgestellt. Sie müsse daher für zehn Tage ein Antibiotikum bekommen. In diesem Winter ist sie nun schon zum dritten Mal an eitriger Angina erkrankt. Jetzt soll sie wieder Antibiotika erhalten. Mutter und Tochter wollen es diesmal homöopathisch versuchen. Bei dieser Diagnose müsse sie aber antibiotisch behandelt werden. Für die Ärztin ist die Diagnose klar und es gibt daher nur die einzige Möglichkeit, Teresa antibiotisch zu behandeln.

Wie ist es aber nun doch möglich, dass Teresa auch ohne Antibiotika, ja sogar noch rascher als bisher von ihrer Angina geheilt wird? Die Homöopathie kommt zu anderen Diagnosen. Die Symptome der Patientin sind für den Homöopathen in diesem Fall: Kaltes Wetter als auslösende Ursache, der Beginn der Erkrankung mit Frösteln und im weiteren Verlauf das Fieber, das besondere Bedürfnis nach Wärme, die gelben Knötchen an den Mandeln, der üble Mundgeruch und die schmerzhaften Lymphknoten am äußeren Hals. Wir haben also eine Summe von Befunden.

Für die in der gängigen Lehre ausgebildete Ärztin sind die Ursache der akuten Krankheit von Teresa eiterzeugende Bakterien. Diese können nur mit Mitteln, welche die Bakterien abtöten, beseitigt werden.

Für Homöopathen ist die auslösende Ursache eine schwere Unterkühlung. Neben dieser Unterkühlung kommen aber noch die schon oben angeführten Symptome dazu, um ein wirksames Heilmittel zu finden. Es ergibt sich dann nicht eine Diagnose der Krankheit, sondern eine Diagnose des Heilmittels. Die Diagnose des Heilmittels ist in der Homöopathie zugleich die Diagnose der Krankheit. Im Fall von Teresas Halsleiden ist das Heilmittel *Hepar sulfuris* und die Diagnose lautet ebenso *Hepar sulfuris*. **Das Heilmittel ist die Diagnose!** Wir haben einfach verschiedene Lehren und daher auch verschiedene Diagnosen. Es ist daher in vielen Fällen nur wenig hilfreich, von einem nicht homöopathisch arbeitenden Arzt eine Diagnose zu erhalten. Es ist dennoch ein Nutzen, einen Arzt aufgesucht zu haben, weil das in etlichen Fällen die Umgebung beruhigt.

Das Heilmittel ist die Diagnose!

Die verschiedenen Potenzen

Warum gibt es die verschiedenen Potenzen der homöopathischen Mittel, D- C- LM- und andere?
Hahnemann war selbst Chemiker und Apotheker. Er hat unter anderem eine Methode zum Nachweis von Arsen entwickelt. Es war ihm auch bekannt, dass bestimmte Gifte z. B. Quecksilber als Heilmittel angewandt wurde. Um aber keinen Menschen durch die Behandlung zu schaden, begann er die giftigen Substanzen zu verdünnen. Ihm war das Prinzip „Primum nihil nocere“ zu allererst keinen Schaden zufügen, heilig. Die Idee war, durch ***stufenweises Verdünnen*** oder Verschütteln den giftigen Anteil zu vermindern und gleichzeitig die Heilwirkung zu erhalten. Dazu kam noch der Umstand, dass ihm oft nicht ausreichend Minerale und Pflanzen zur Verfügung standen, um größere Mengen der Arzneimittel herzustellen. Aus diesem Grunde kam ihm die Methode der Potenzierung sehr entgegen. Es genügten also kleine Mengen einer Heilpflanze, um für seine Praxis ausreichend Heilmittel zu gewinnen.
Diesen Vorgang des stufenweisen Verdünnens und Verschüttelns (flüssiger Stoffe) oder Verreibung (fester Stoffe) nannte er ***Potenzierung***. Er ahnte, dass dadurch die Heilwirkung oder die Heilkraft (Potenz, lat. potere, vermögen, können) gesteigert werde. Er sprach auch von ***Dynamisierung*** (griechisch δύναμις, dynamis, die Kraft).
Hahnemann arbeitete viele Jahre mit C-Potenzen (Centesimalpotenzen). In den späten Jahren versuchte er auch LM-Potenzen. Homöopathen nach ihm, z.B. Constantin Hering, verwendeten D-Potenzen (Dezimalpotenzen). Es wurden bis heute auch noch andere Arten der Potenzierung erprobt.
Bezüglich der Wirksamkeit der verschiedenen Potenzen gibt es, wie überhaupt in der Medizin, mannigfaltige Strömungen und Meinungen. Unter den Homöopathen gibt es zu diesem Thema gelegentlich unbegründete „Glaubenskriege“.
Entscheidend für den Erfolg ist nämlich nicht die Potenz, sondern vielmehr ***das richtige Mittel***.
Man könnte den Apothekern viel Arbeit und Kosten ersparen, wenn

sich die Homöopathen auf wenige Potenzierungsstufen einigten. Auch Homöopathen bleiben von der Eitelkeit nicht verschont.
Ich rate dem Anfänger zu niederen Potenzen. Wenn er gelernt hat, Krankheiten, ihren Verlauf und die Genesung zu beurteilen, dann wird er mit wenigen Gaben höherer Potenzen erfolgreich behandeln. Niedere Potenzen sind D- oder C 3 oder 4, mittlere Potenzen sind D- oder C 6 oder 12 und Hochpotenzen D-oder C 30 und höher.

Ist da wirklich nichts drin?

Die Anhänger der Homöopathie müssen sich oft den Vorwurf anhören, dass sie Heilmittel verwenden, dic nach naturwissenschaftlichen Erkenntnissen total unwirksam sein müssen. Die Gegner der Homöopathie gehen sogar so weit, dass sie Ärzten, die ihre Patienten homöopathisch behandeln, bewussten und vorsätzlichen Betrug vorwerfen. Werden also Menschen, die sich von homöopathischen Ärzten behandeln lassen, betrogen? Sind Menschen, die der homöopathischen Heilmethode vertrauen, unkritisch, leichtgläubig oder sogar abergläubisch? Wir müssen daher der Frage nachgehen, ob in den sogenannten potenzierten homöopathischen Medikamenten wirklich nichts drinnen ist, das eine Wirkung im Organismus auslösen kann.

Bekanntlich werden die homöopathischen Heilmittel auf folgende Weise hergestellt. Von einem Auszug einer Heilpflanze wird ein einziger Tropfen in 99 Tropfen einer alkoholischen Lösung gegeben. Das nun entstandene Gemisch enthält 1 Tropfen der Heilpflanze und 99 Tropfen alkoholische Lösung. Es sind also 100 Tropfen in einem Gefäß. Dieses Gemisch wird entweder mit der Hand oder maschinell kräftig durchgeschüttelt, damit sich der Tropfen des Heilmittels auflöst. Die nun so entstandene Lösung heißt C1 (***Centesimal1***), weil das Verhältnis zwischen Heilmittel und Lösungsmittel in einem Verhältnis von 1 zu 100 ist. Rein mathematisch haben wir also eine Flüssigkeit von 1Tropfen eines Heilmittels und 99 Tropfen einer alkoholischen Lösung vor uns. Nun, wir haben aber diese Flüssigkeit kräftig und oft durchgeschüttelt.

Was dabei aber passiert, das muss die physikalisch-chemische Forschung noch klären. Durch dieses Schütteln über eine bestimmte Zeit finden sicherlich Prozesse zwischen den Molekülen des Heilmittels und den Molekülen der alkoholischen Lösung statt. Auf jeden Fall ist das neue Gemisch nach dem Schütteln nicht mehr dasselbe wie vorher. Es ist ja Energie zugeführt worden. Wenn wir den physikalischen Aspekt des Schüttelns wegdenken, dann haben wir nur 1 Tropfen Heilmittel und 99 Tropfen alkoholische Lösung. Wenn wir aber zur Kenntnis nehmen, dass bei der Potenzierung kinetische Energie umgesetzt wird, haben wir nicht mehr nur 2 verschiedene flüssige Substanzen nebeneinander. Es ist eine Lösung mit anderen physikalisch-chemischen Eigenschaften entstanden.
Wir können mit Recht von einer Potenzierung sprechen. Mit ***Aufwand von Energie*** wurden die beiden Substanzen behandelt. Potenz geht auf das lateinische Wort potere, d.h. vermögen, können zurück. Hahnemann erkannte, dass sich durch diesen energetischen Aufwand die Qualität des Heilmittels auf die alkoholische Lösung überträgt. Er nannte diesen Prozess auch Dynamisation oder Dynamisierung, griechisch δύναμις, dynamis, das ebenso auf diesen energetischen Vorgang hinweist. Mit weiteren Schritten der Potenzierung, des wiederholten Verdünnens und Schüttelns kam Hahnemann stufenweise zu weiteren Potenzen, von C1 zu C2 und C3 und so fort bis zum Beispiel auf C30. Die stufenweise Verdünnung nimmt ihren Ausgang immer von der vorangegangenen Lösung (Potenz). Es ist eine Potenzierung der Lösungen.
Da sagen nun aber die mathematischen Gegner der Homöopathie, in C 30 kann kein Molekül im homöopathischen Mittel drinnen sein. Sie vertreten die Meinung, in Lösungen unter einer bestimmten Mindestkonzentration wie bei C30, könne kein Molekül mehr vorhanden sein. Genau genommen haben sie schon mathematisch unrecht. Denn 100 Milliarden Liter einer alkoholischen Lösung plus 1 Tropfen eines Heilmittels sind ***100 Milliarden Liter*** einer alkoholischen Lösung ***plus*** 1 Tropfen eines Heilmittels. Schon deshalb können sie nicht behaupten, da sei nichts drin. Sie irren sich außerdem ein zweites Mal. Sie nehmen den Vorgang der Verschüttelung bei flüssigen, oder der Ver-

reibung bei festen Stoffen nicht zur Kenntnis. Dieses energetisch so bedeutsame Faktum blenden sie ganz einfach aus. So kommen sie dann immer wieder mit dem alten Hut: „In Augsburg werfe ich einen Tropfen eines Mittels in die Donau und in Wien prüfe ich dann nach, was da noch drinnen ist. Natürlich nichts“. Dieser Schluss ist mathematisch und physikalisch falsch. Er ist halbwissenschaftlich, also falsch. Sie wollen keine Erklärung suchen, sie wollen die Homöopathie nicht.

Zusammengefasst ergibt sich: ***1 Million Liter Wasser plus 1 Gramm Wasser sind 1.000.000,001*** Liter und nicht 1.000.000 Liter.

Zwei verschiedene flüssige Stoffe sind nach dem Verrühren (verschütteln oder verreiben) nicht mehr dasselbe wie vorher.

Ab wann gebe ich ein Mittel?

Soll ich überhaupt etwas geben?

Die einen laufen schon beim leichtesten Schnupfen oder einem harmlosen Husten zum Medikamentenschrank, die andern wenden Heilmittel erst dann an, wenn der Kranke vor Fieber glüht oder sich vor Schmerzen krümmt. Wieder andere begnügen sich damit, zu beobachten, wie sich das ganze Problem entwickelt. Sie sagen, solange keine wirkliche Gefahr besteht, sei kein Grund vorhanden, Medikamente zu geben.

Menschen sind verschieden. Der eine Mensch ist weniger schmerzempfindlich, ein anderer erträgt nicht einmal sehr leichte Schmerzen.

Die Krankheit ist immer ein soziales Ereignis. Der Kranke braucht Hilfe, Pflege, kann nicht zur Arbeit gehen, er hofft auf die Aufmerksamkeit seiner Umgebung.

Es gibt Menschen, die nicht zuschauen können, wenn ein Mensch leidet, welche die Klagen des Kranken nicht ertragen können und davonlaufen. Es gibt auch Menschen, die echt mitleiden können, ohne selbst vor Mitleid zu vergehen und in der Lage sind, Kranke wirklich zu betreuen.

Wann nun ein Mensch Medikamente braucht, ist also nicht allein eine medizinische Frage. Es kann dafür keine sachlich begründete Norm geben.

Es braucht vor allem die Kenntnis, den Zustand des Kranken richtig einzuschätzen.

Natürlich ist es auch eine Frage des gesunden Menschenverstandes.
Die Behandlung mit homöopathischen Mitteln mildert den Verlauf der Krankheit und beschleunigt die Heilung.
Auf jeden Fall erzeuge ich mit den Heilmitteln der Homöopathie keinen Schaden an der Gesundheit. So rate ich dazu, dass jemand, der die Homöopathie kennt, die Mittel bald einsetzt.

Wie hoch darf das Fieber steigen?

Ab wann muss ich gegen das Fieber etwas unternehmen?

Ich warne vor stark fiebersenkenden Mitteln.

Ich warne vor stark fiebersenkenden Mitteln, welche die Substanzen *Ibuprofen, Diclofenac, Phenacetin* etc. enthalten. Diese Stoffe, ob Zäpfchen oder Saft, werden aus Unwissenheit zu häufig und auch in Überdosis eingesetzt. Damit werden die notwendigen Immunreaktionen unterdrückt. Diese Unterdrückung des Fiebers hält meistens nur kurze Zeit an und beruhigt nur die unkundigen Pflegepersonen. Es handelt sich nur um eine vorübergehende Scheinheilung.

Die sogenannte *Meningokokkenmeningitis* tritt bei uns in den meisten Fällen durch den Einsatz der starken Fiebermittel auf. Bei allen Fällen, die mir in den letzten Jahren bekannt geworden sind, wurden diese Substanzen gegeben. Es war sogar so, dass einige Kinder nach Impfungen hohes Fieber bekamen und dagegen dann diese Mittel verabreicht wurden. Wenige Stunden danach kam es zur *Meningokokkensepsis* (die *Meningokokkenmeningitis* ist Teil dieses Geschehens) und zum Tod. Die Impfbetreiber erklären in den Medien lapidar, dass eben ein Kind an einer tödlichen *Meningokokkensepsis* gestorben sei. Sie verschweigen aber, dass diese Menschen gerade vorher geimpft und mit starken Fiebermitteln behandelt wurden. Es ist himmelschreiend, dass jedes Jahr allein in Österreich mehrere Kinder durch dieses Procedere (lateinisch Vorgehen) sterben.
Es ist leider viel zu wenig bekannt, dass diese starken Fiebermittel zu Entzündungen von Lunge, Hirnhaut und Gehirn führen können. Und das ist nicht selten der Fall!
Auch Antibiotika wirken nicht sofort, meistens erst nach Stunden, oft erst nach mehreren Tagen.

Da ist es noch immer besser nur zu warten. Vor allem heißt es, Ruhe zu bewahren.
Ebenso sind zu starke Anwendungen mit kaltem Wasser zu vermeiden. Dazu gehören kalte Duschen, Güsse und kalte Wannenbäder.
Dagegen sind kurze kalte Waschungen oder feuchte kalte Auflagen oder Wickel empfehlenswert. Ebenso sind kurze kalte Arm- oder Fußbäder nützlich und keine ernste Belastung für den Patienten. Sie beschleunigen die Heilung. Nach sanften Kaltwasseranwendungen sollen die Patienten mit warmer Kleidung und Decken erwärmt werden. Diese zarten Anwendungen unterbrechen nicht das Fieber, sie regen den Körper sogar an, für kurze Zeit das Fieber noch zu aktivieren.
Das Fieber selbst ist bereits ein Heilvorgang. Mit Hilfe des Fiebers, eines hoch energiereichen Prozesses, laufen die notwendigen immunologischen Vorgänge ab. Das Fieber selbst ist nicht die Ursache für Lungenentzündung oder Schwächung des Kranken.

Der Organismus des Kranken erzeugt so viel Fieber, wie er zur Heilung braucht.

Der Organismus des Kranken erzeugt so viel Fieber, wie er zur Heilung braucht. Ein sonst gesunder Mensch, ob Kind oder Erwachsener, bekommt eher hohes Fieber. Ein nicht ganz gesunder Mensch kann nicht das nötige Fieber erzeugen.
Gegen das Fieber Einläufe zu machen halte ich für sehr schädlich.

Gibt es nun überhaupt **homöopathische Fiebermittel?**
Nein; das Fieber selbst ist nur ein Symptom einer Erkrankung, die mit Fieber einhergeht. Das Fieber geht erst zurück, wenn die Heilung fortschreitet. Zum Verständnis sei hier eine der möglichen Heilmittel bei Lungenentzündungen angeführt. Der Kranke hat hohes Fieber, er hat Schmerzen, wenn er hustet, der Husten ist trocken und er ist sehr durstig. Vorausgegangen ist ein längerer Aufenthalt im Freien bei unfreundlichem und windigem Wetter. Wir haben also bei diesem Patienten fünf Symptome, die alle auf *Bryonia* hinweisen. Damit ist *Bryonia* in diesem Fall das Heilmittel und nebenbei natürlich auch ein Fiebermittel, weil das Fieber eben zu dem aktuellen Leiden gehört.
Ein allgemeines Fiebermittel gibt es in der Homöopathie nicht. Bei akuten fieberhaften Krankheiten genügen meistens zwei bis höchstens vier Symptome am Kranken, um das passende (Fieber)-Heilmittel zu finden.

Wie finde ich das richtige Mittel?

Ich finde es nicht im Buch, ich finde es am Patienten!
Das Herz öffnen
Die Ohren spitzen, die Augen aufreißen und die Zunge in Ketten legen!
Zuhören, anschauen, begreifen und verstehen!

Magdalena hat Husten. Ich suche im Buch Hustenmittel. Da gibt es nun mehrere Mittel.
Ich gehe noch einmal zu Magdalena.
Ich höre, der Husten ist trocken, ich sehe, beim Husten tut es ihr weh, sie hält die Hand auf die Brust beim Husten, sie hat Fieber, aber kein glühendes Fieber, ihre Haut ist trocken, sie liegt ruhig im Bett und möchte nur Ruhe haben. Sie wünscht sich ein großes Glas Wasser. Es ist ein kaltes trockenes Wetter.
Ich habe hingehört, ich habe hingeschaut und jetzt weiß ich, wie es ihr geht. Ich werfe noch einen Blick auf das Wetter. ich wähle von den sechs Symptomen nur drei heraus, die Schmerzen beim Husten, den trockenen Husten und das trockene Fieber. Dann schaue ich wieder in meinem Buch oder im Smartphone oder Tablet nach. Bryonia ist unter den Mitteln bei Husten mit Schmerzen. Ich lese Bryonia durch und ich weiß jetzt, was Magdalena helfen wird.

Möglicherweise sind jetzt einige Leser etwas entmutigt. Alle diese Krankheitszeichen soll ich beobachten?
Da ist es ja viel einfacher, einen Hustensaft und ein Schmerzmittel zu geben. Oder noch einfacher ist es, den Arzt zu rufen. Der ist ja schließlich dazu da.
Keine Angst! Nur beim ersten Mal fällt es schwerer, alle diese Symptome zu entdecken. Beim nächsten Mal geht das schon leichter und bald genügt es, den Husten vom Nebenzimmer aus zu hören, um zu wissen, ob das Bryonia oder ein anderes Mittel ist. Bei akuten Krankheiten wirkt die Homöopathie sehr schnell. Kein Hustensaft, keine Schmerztablette, kein Antibiotikum führt so rasch und sicher zur Heilung. Wie geht es mir, wenn ich selbst krank bin. Ich will so schnell wie mög-

lich wieder gesund sein. Egal wie?
Fast alle Mittel der Chemie bessern die Symptome nur zum Schein und nur für kurze Zeit.
Was, wenn es mit der Homöopathie schneller geht? Es ist zunächst etwas aufwendiger, aber dann geht es umso schneller und sicherer. Die Erfahrung macht dann den Meister.

Wie gehe ich also noch einmal vor?

1. Mit Ruhe an das Problem herangehen
2. Ich schaue und höre genau hin
3. Welches Organ oder welche Region ist betroffen?
4. Wie verhält sich der Kranke?
5. Ich forsche so gut es geht nach der auslösenden Ursache
6. Ich wähle die Symptome, an denen der Kranke am meisten leidet
7. Erst dann suche ich im Buch nach dem passenden Heilmittel
8. Ich gebe die Arznei
9. Ich beobachte

Wann muss ich zum Arzt?

Und wie gehe ich damit um?

Je länger wir uns mit Homöopathie helfen, umso seltener werden wir einen Arzt brauchen.
Im Laufe der Zeit haben wir gelernt, den Zustand des Kranken richtig einzuschätzen. Wir haben gelernt, ***ob es wieder aufwärtsgeht*** oder ob es dem Patienten schlechter geht. Das ist die einzige wirklich entscheidende Frage.
Die Krankheiten des Alltags sind für uns etwas ganz Natürliches geworden. Die Panik, die andere Menschen in solchen Situationen haben, erfasst uns nur mehr selten.
Wir haben auch die Arzneimittel kennen gelernt. Wir haben erfahren, wie gut sie wirken und können sie immer erfolgreicher anwenden. Wir können beurteilen, ob wir uns Sorgen machen müssen oder nur noch etwas Geduld brauchen.

Dennoch wird es nicht ausbleiben, dass ich eines Tages ***mit meiner Kunst am Ende*** bin, dass ich jetzt nicht mehr weiterweiß.
Solche Augenblicke gibt es auch bei den erfahrensten homöopathischen Ärzten.
Genau so geht es auch allen Ärzten, ob sie nun Chirurgen, Internisten oder Intensivmediziner sind. Auch diese Ärzte wenden sich dann an ihre Kollegen vom andern Fach. Jeder von uns allen erfährt hin und wieder seine Grenzen und muss sich helfen lassen.
Gerade für jene Menschen, die praktisch ohne jede Chemie (Sammelbegriff für alle starken Medikamente, Antibiotika, Fiebermittel, Schlafmittel etc.) aufwachsen und nur mit Homöopathie groß geworden sind, ist es sehr unangenehm, sich an Ärzte zu wenden, die eine andere Schule haben, die einen nicht verstehen werden.
Es können doch Situationen eintreten, wo wir uns auch an andere Ärzte verschiedener Richtung wenden werden. Mit Chirurgen werden wir uns kaum schwertun. sie halten von der Medizin meistens ohnehin wenig. Den Zahnärzten bringen wir mit Charme bei, dass wir für die Nachbehandlung unsere eigenen Mittel haben. Dasselbe gilt für Ärzte des HNO-Faches. Etwas komplizierter könnte es bei den Frauenärzten und Urologen werden. Denn mit ihren Hormonen werden wir uns auf keinen Fall länger einlassen.
Und was sagen wir dem Allgemeinmediziner oder dem so genannten Hausarzt, den es fast nicht mehr gibt? Wir versichern ihm, dass wir um seine diagnostische Kunst wissen und wir sind ihm sehr dankbar, dass er für uns immer erreichbar ist, wenn wir ihn brauchen. Er kennt unsere Einstellung bereits und er ist in Wirklichkeit froh, dass es auch selbständige Patienten gibt und wir seine Nerven nicht mit allem und jedem rund um die Uhr strapazieren.
Und was ist bei der akuten Blinddarmentzündung? Wenn die Symptome unter dem passenden Heilmittel sehr bald verschwinden, freue ich mich und ich habe weiter keine Sorgen. Wenn es aber schlimmer wird, dann geht es zum Chirurgen und ins Spital. Mit den Chirurgen werden wir freundlich umgehen. Wir müssen nicht sofort jedem Chirurgen sagen, dass wir seine goldenen Hände bewundern. Dazu haben wir, wenn alles gut ausgegangen ist, noch genug Zeit. Und bei

einem Knochenbruch begegnen wir ihm gewinnend und bitten ihn um Erlaubnis, homöopathische Mittel zu nehmen.
Und während der ganzen Zeit im Spital schicken wir für das ganze Personal Stoßgebete zum Himmel.

Die Dosierung

Wie oft gebe ich das Mittel, wann wiederhole ich es und wie lange ist es zu geben?

Damit wir dazu die richtigen Antworten bekommen, müssen wir uns einiges überlegen.
Die homöopathischen Mittel sind eine Art Impuls. Ein sanfter Reiz soll im Organismus die Heilvorgänge verstärken.
Krankheiten sind ja bereits Heilvorgänge. Im Fieber laufen hohe energetische Prozesse ab. Bei Ausscheidungen, wie Erbrechen, Durchfälle, Absonderungen von Schleim, Eiter, Blut etc. befördert der Körper Elemente, welche die Gesundheit stören, nach außen.

Prinzip der Homöopathie

Die homöopathische Heilmethode beruht auf dem Prinzip Ähnliches mit Ähnlichem (von griechisch ὅμοιος hómoios ‚gleich, gleichartig, ähnlich' sowie πάθος páthos, Leid, Schmerz, Affekt, Gefühl'; wörtlich also „ähnliches Leiden") heilen. Wir verwenden Stoffe, die am gesunden Menschen Symptome erzeugen, die der Krankheit ähnlich sind. Hat jemand Husten mit Brechwürgen und Übelkeit, wird das homöopathische Mittel Ipecacuanha diesen Husten bessern. Es erscheint nun zunächst widersinnig, gerade ein Mittel zur Heilung und Linderung einzusetzen, das Husten mit Brechreiz hervorruft. Der Husten soll beseitigt werden, das reicht. Das ist das Prinzip der Allopathie (von griechisch ἄλλος állos, anders beschaffen, verschieden' sowie πάθος páthos ‚Leiden'). Die Krankheit, in diesem Fall der Husten, ist störend, aus allopathischer Sichtweise ein Feind der Gesundheit, soll unterdrückt oder bekämpft werden.

Wenn wir aber die Krankheit als Heilversuch und Heilvorgang verstehen, dann werden wir diese Heilprozesse nicht stören, sondern unterstützen. Dazu eignen sich eben Mittel, welche diese Heilvorgänge im erkrankten Organismus unterstützen. Die potenzierten Mittel der Homöopathie bewirken schonende sanfte Reize und belasten den in der Krankheit geschwächten Körper nicht.

Der Heilverlauf

Bei akuten Krankheiten ist die Dosierung eher leicht. Wir müssen allerdings den Verlauf beobachten. Die bequeme Regel, 3 x 1 Tablette pro Tag für die nächsten 10 Tage oder alle 10 Minuten 5 Globuli ist unbrauchbar. Ich suche zuerst das richtige Mittel. Siehe im Kapitel: Wie finde ich das richtige Mittel?

Danach wird eine Gabe verabreicht. Eine Gabe sind 5 Globuli, bei Säuglingen und Bewusstlosen genügen auch 1 bis 3 Globuli.

Bei akuten Krankheiten genügt meistens eine einzige Gabe. Jetzt müssen wir beobachten. Es gibt nun drei Möglichkeiten.

Bald nach dem Einnehmen wird das Leiden besser. Was ist dann zu tun? Weiterhin beobachten und warten. Schreitet die Genesung fort, ist keine weitere Gabe mehr zu geben.

Beginnt das Übel nach einer Weile der Besserung von Neuem, dann geben wir wieder dasselbe Mittel.

Bleibt der Zustand unverändert, warten und beobachten wir noch kurze Zeit.

Stellt es sich heraus, dass sich der Zustand nicht bessert oder sogar zunehmend schlechter wird, dann müssen wir ein passenderes Heilmittel suchen.

Wir müssen uns also darin üben, den Zustand des Patienten aufmerksam zu beurteilen.

Akute Leiden sind wie schon erwähnt von kürzerer Dauer. Wenn wir die passenden Heilmittel geben, bessern sich die Leiden sehr rasch.

Mittel zur Soforthilfe

Dieses Kapitel wird wahrscheinlich zuerst und auch am häufigsten aufgeschlagen werden.
Sie finden hier eine Reihe von Mitteln, die bei bestimmten Störungen, Beschwerden und vor allem bei akuten Leiden in erster Linie in Betracht kommen. Sie sollten aber später im Abschnitt Arzneimittel die hier angeführten Mittel genauer nachlesen. Für die hier aufgelisteten Mittel können auch noch andere, passendere Mittel in Frage kommen. Für den Anfänger und für den aktuellen Fall ist es aber praktisch, nach Mitteln zu suchen, von denen ich schon einmal eine Hilfe erwarten kann. Ich empfehle aber, das gesamte Buch einmal durchzugehen, damit Sie einen besseren Überblick und eine genauere Kenntnis der Heilmittel bekommen.
Für diese Mittel empfehle ich die Potenz D- oder C 30. Wenn Sie diese nicht zur Hand haben, nehmen Sie, was sie haben. Das richtige Mittel ist wichtiger als die richtige Potenz. Die Potenzen wirken verschieden gut, aber das richtige Mittel wirkt auf jeden Fall.

Das richtige Mittel ist wichtiger als die richtige Potenz.

Ein Kind kommt zur Welt und atmet nicht
ACONIT und später ANT-T.

Drohende Fehlgeburt nach Schock
ACONIT

Durchfall nach Antibiotikum
SULFUR

Durchfälle, eher im Sommer, besonders bei Kindern
Die Stühle stinken, der After ist wund und es rumpelt im Bauch
PODOPHYLLUM
Eitrige Halsentzündung mit Frostgefühl und Trockenheit
HEP SULF

Eitrige Halsentzündung mit Hitze und Frost und reichlich Schweiß und Speichelfluss
MERCUR VIVUS oder SOLUBILIS

Eitrige Halsentzündung nur rechts oder von rechts nach links
LYCOPODIUM

Entzündungen allgemein, im Anfangsstadium mit Hitze, Rötung und Schmerzen
Fieber, Ohrenschmerzen, Durchfälle, Verletzungen, Durchfälle etc.
FERRUM PHOSPHOR

Erbrechen und Durchfall gleichzeitig
ARS. ALB.

Erschöpfung der stillenden Frauen
CHINA

Fieberblasen
NAT. MUR.
SEPIA

Fluor (Ausfluss) nach Antibiotikum
SULFUR

Gerstenkorn
STAPHISAGRIA

Harnwegserkrankung nach erstem oder nach lieblosem Sexualverkehr
STAPHISAGRIA

Kopf- oder Schädelverletzungen, „Schädelhirntrauma“
zuerst und sofort ACONIT
Danach ARNICA

bei Bewusstlosigkeit und schlaffer Lähmung
OPIUM

Nasenbluten spontan
PHOSPHOR

Pseudokrupp
ACONIT und später SPONGIA

Reizhusten abends und nachts
HYOSCYAMUS

Schlaganfall
mit Unruhe ACONIT
mit schlaffer Lähmung und Bewusstlosigkeit
OPIUM
mit Krämpfen und Unruhe
CUPRUM

Schleimbeutel entzündet am Ellbogen und Kniescheibe
APIS

Schockzustand
ACONIT

Schwerere Verletzungen
zuerst und sofort ACONIT
Danach ARNICA

Wadenkrämpfe, nachts
CUPR. METALL.

Migräne

Migräne ist ein sehr häufiges Leiden. Deswegen wird diesem Leiden in diesem Buch ein Kapitel extra gewidmet.
Das Wort kommt aus dem lateinischen migrare, wandern. Weil die Schmerzen ausgehend vom Nacken zu bestimmten Regionen des Kopfes wandern, hat es seinen Namen erhalten. Es ist die häufigste Form der Kopfschmerzen. Sehr viele Menschen verlieren ihr Leben in jungen Jahren, weil sie gegen dieses Leiden starke Schmerzmittel nehmen. Diese zerstören speziell die Nieren. Oft helfen auch die Schmerzmittel wenig, sie schaden aber immer. Mit der Zeit nehmen die betroffenen Patienten immer häufiger die gängigen Migränemittel. Dadurch wird das Leiden noch schlimmer.
Menschen, die an Migräne leiden, sind nicht ganz gesund. Es gibt bei ihnen an einem Organ oder Organbereich Störungen. Bestimmten Strapazen, Stress, **Überanstrengungen verschiedenster Art** führen zu diesen Kopfschmerzen. Früher nannte man solche Zustände sehr treffend einen **Zusammenbruch**. Die Regulationssysteme Kreislauf, Verdauung, Atmung, Wärmehaushalt, Nervensystem etc. vermögen die Belastungen nicht mehr auszugleichen. Der Körper reagiert dann mit allgemeiner Schwäche und Kopfschmerzen.
In diesem Zustand verlangt der Organismus nach Ruhe. Der Patient will oder besser gesagt kann nichts mehr sehen und hören. Er verlangt sinngemäß danach, sich hinzulegen, er wünscht eine Decke über dem Kopf, würde gerne ungestört in einem abgedunkelten Zimmer diese „Attacke" überstehen. Nun, ist die Migräne wirklich eine mysteriöse Attacke, gegen die man mit starken Mitteln vorgehen sollte? Oder ist sie ein Hilferuf, **mir ist alles zu viel**?
Verdient es der betroffene Mensch, dass wir ihn in diesem überforderten Zustand mit Gewalt herausreißen? Dass wir den ohnehin geschwächten Patienten zusätzlich mit giftigen Substanzen belasten, und wenn möglich mit noch stärkeren Mitteln und höherer Dosis überfluten?
Bedauerlicherweise geraten solche Menschen in **Gefahr, von Medikamenten abhängig** zu werden. Wenn sie von ihren Ärzten keinen

anderen Rat erhalten, als nur starke Schmermittel zu schlucken, dann können sie sogar medikamentensüchtig werden.
Die tragische Tatsache, dass der Missbrauch dieser Medikamente das Leben verkürzt, wird einfach verdrängt. Es wird nicht bedacht und Arzt und Patienten ist nicht bewusst, dass sie nie richtig gesund sind und die wertvollen Jahre ihres Lebens nur mit Beschwerden leben. Dabei könnten diese Menschen schöne und gesunde Jahre erleben.
Es hat immer Menschen gegeben, welche die Migräne als Folge von Überbelastung verstanden haben. So konnten sich früher vornehme Damen wegen einer Migräne von verpflichtenden Terminen entschuldigen lassen. Es wurde dann verlautet, die gnädige Frau fühle sich unpässlich, sie bedaure, an diesem Treffen nicht teilnehmen zu können. Sollte das nicht für Menschen aller Schichten gelten?
Das wird nicht immer möglich sein.
Wie gehen wir also damit um?
Wie bei jedem anderem Leiden müssen wir zuerst die Umstände herausfinden, welche Dinge aus der Umgebung oder aus den Lebensgewohnheiten die Gesundheit dieser Patienten strapazieren.
Wie sieht es mit einem guten und ausreichenden Schlaf aus?
Welche Nahrungsmittel sind es, die offensichtlich das Leiden fördern?
Es ist allseits bekannt, dass **Schokolade** bei manchen Patienten sogar unmittelbar nach dem Verzehr oder bald danach zur Migräne führt.
Wie steht es mit dem Konsum von Zucker, Süßigkeiten und Produkten aus Weißmehl?
Wie oft und wie lange geht der Patient an die frische Luft, wieviel bewegt er sich überhaupt?
Übt sich der Patient darin, überflüssige Aufregungen zu meiden? Hat er einen einigermaßen geordneten Tagesablauf?
Nicht wenige Menschen haben erkannt, dass Gesundheit und Krankheit nicht nur eine Frage des Zufalls sind. Sie haben bereits ihre Lebensgewohnheiten geändert. Dennoch bleiben unerwartete und unwillkommene Ereignisse nicht aus, die schließlich Kopfschmerzen auslösen.
Bei Befolgung der schon immer geltenden Regeln der Erhaltung der Gesundheit stellt sich die Migräne viel seltener ein oder bleibt schon allein dadurch aus.

Bei Personen, die schon länger gewohnheitsmäßig Schmerzmittel nehmen hat es sich bewährt, zunächst einmal für 3 Wochen Nux vomica D4 3x1 Gabe zu nehmen. Allein nach dieser Kur gibt es schon eine deutliche Besserung für längere Zeit.
Jetzt müssen wir noch auf die Umstände, die schließlich eine Migräne auslösen, eingehen. Das können viele Dinge sein. Dazu einige Beispiele. Die Kunst, das passende Mittel zu finden, ist die Kunst, das auslösende Geschehen zu erkennen.

Aufenthalt in der Sonne, im heißen Raum	Aconit, Belladonna
Nasse Haare	Belladonna, Rhus tox, Pulsatilla, Phosphor
Verdorbener Magen	Pulsatilla
Schlafmangel, Nachtwache	Cocculus, Nux vomica
Geistige Überanstrengung	Nux vomica
Überessen und Unmaß an Alkohol	Pulsatilla, Nux vomica
Langes Sitzen	Chelidonium, Lycopodium

Bei bestimmten Menschen wandern die Kopfschmerzen ins rechte oder in das linke Auge.

Rechts	Belladonna, Chelidonium, Lycopodium
Links	Spigelia, Cimicifuga, Lachesis, Ignatia

Die Behandlung der Migräne verlangt die Mitarbeit des Patienten, erfordert Geduld und die Hilfe eines wirklich guten Homöopathen.

Unterdrückung

Es gibt zwei Arten, Krankheiten zu sehen.

Die einen verstehen die Krankheiten als eine Entgleisung, eine Fehlregulation oder eine gestörte Funktion der Organe und Organsysteme. Dies ist vorwiegend die Denkweise der Technokraten. Sie betrachten die Lebewesen als defekt und sie müssen daher verbessert werden. Sie machen sich also daran, die ***Symptome*** der Krankheit zu ***verändern*** oder zu unterdrücken. Sie konzentrieren sich darauf, die Funktionen des Organismus zu verbessern, die geschädigten Organe zu reparieren oder ganz einfach das Lebewesen neu zu konstruieren. Dabei blenden sie das Verhältnis zwischen Lebewesen und Umgebung aus.

Die anderen verstehen Krankheiten als Folge der gestörten Beziehung zwischen dem Lebewesen und seiner Umgebung, seinem Umfeld. Sie verstehen die Symptome der Krankheit als Antwort und Reaktion auf die Impulse aus der Umgebung. So sehen sie in den Symptomen Fieber, Ausscheidungen, Schwellungen, Gemütsverstimmungen etc. Vorgänge der Anpassung, ja sogar sinnvolle Heilprozesse.
Krankheiten aus diesem Horizont zu betrachten verlangt eine andere Art der Therapie. An erster Stelle sind demnach schädliche ***Ursachen*** aus der Umgebung des Kranken zu erforschen, zu erkennen und ***vom Kranken fern zu halten***.
An zweiter Stelle ergeben sich dann ganz bestimmte Heilmethoden. Diese sollen die Heilreaktionen, die Symptome der Krankheit, sogar unterstützen. Diese Unterstützung muss natürlich sehr schonend erfolgen.

Wir nehmen als Beispiel ein Kind, das akut an Fieber und Keuchhusten erkrankt ist. Aus der Sicht der Technokraten wird das Fieber mit Fiebermitteln auf Normaltemperatur gesenkt. Gegen den Husten bekommt der Patient Mittel, die den zähen Schleim verflüssigen sollen.

Der Hydrotherapeut versucht mit sanften, kurzen Kältereizen, konkret mit Waschungen oder feuchten Wickeln das Fieber etwas anzuregen und sorgt anschließend für Erwärmung durch besonders warmes Einhüllen des Fieberkranken. Die Wasseranwendung wird am Brustkorb, der Lokalisation des Hustens durchgeführt. Der Keuchhusten ist eine reine Erkältungskrankheit. Er tritt regelmäßig dann auf, wenn es nach längerem warmen Wetter zu einem jähen und empfindlichen Temperatursturz kommt.

Der Homöopath wendet Arzneien an, welche in der giftigen Dosis Fieber erzeugen, aber eben in der potenzierten Form. Damit gibt er dem Organismus einen Anreiz, den Heilfaktor Fieber zu fördern. Der Keuchhusten ist wegen der zähen und sehr spärlichen Schleimbildung sehr qualvoll und für den Kranken sehr belastend. Als Heilmit-

tel dienen nun gerade Mittel, die bei gesunden Menschen einen ähnlichen Husten auslösen.
Bei diesen Methoden müssen die Natur und die augenblickliche Verfassung des Kranken berücksichtigt werden, was die Häufigkeit der Anwendungen und ihre Intensität betrifft. Auf jeden Fall wird sehr schonend vorgegangen.

Werden jedoch ***starke***, fiebersenkende und schleimfördernde ***Mittel*** angewandt, muss sich der Organismus gegen diese krankheitsfremden Eingriffe wehren. Die ohnehin bereits ablaufenden ***Heilvorgänge*** werden dadurch ***behindert***. Das bedeutet eine zusätzliche Belastung für den Organismus. Dazu kommt noch, dass Patienten durch diese Behandlung für gesund gehalten werden, obwohl die Symptome nur unterdrückt worden sind. Das ist besonders bei Patienten mit Fieber der Fall, die sich z. B. unter einer antibiotischen Behandlung scheinbar geheilt fühlen. Sie strapazieren sich nichts ahnend und erleben schwere Rückschläge oder sterben nicht so selten ganz unerwartet.
Dieses Vorgehen haben viele Heilkundige als Unterdrückung bezeichnet. Sie haben zum Beispiel beobachtet, dass wenn Hautausschläge durch äußerliche Anwendung zurückgedrängt wurden, Krampfanfälle auftreten. Oder dass es zu Gehirnentzündungen kommt, wenn das Fieber stark gesenkt wurde. Wenn also eine Gehirnentzündung im Verlaufe eines Keuchhustens auftritt, ist das nicht einfach eine schicksalshafte und zufällige Komplikation aus dem Lehrbuch. Es ist die natürliche Folge der Unterdrückung durch Missachtung der Regeln der Krankenpflege und durch Medikamente, welche den Organismus schwächen.

Was alles ist nun Unterdrückung?

Zuerst muss man eine ausreichende und sachliche Krankenpflege und die notwendige Schonung des Kranken verlangen. Die Überanstrengung nimmt dem Organismus die Reserven für seinen Genesungsprozess. Es muss dafür gesorgt werden, dass alles was sonst noch bei der Pflege der Kranken erforderlich ist, eingehalten wird. Das alles scheint

Ein wirklich guter Homöopath "umarmt" die Symptome, die ihn zum Heilmittel führen.

glasklar zu sein, aber gerade dieser Punkt wird heutzutage oft nicht verstanden. Dann wird die Krankheit naturgemäß schlimmer werden. Dann heißt es, das Virus sei einfach virulent geworden.
Auch seelische Belastungen, wie Panikmache, Drohungen und roher Umgang mit den Kranken führen zur Unterdrückung der notwendigen Heilprozesse.
Die Unterdrückung durch Medikamente, die vom Prinzip her gegen die Heilreaktionen wirken, spielen heute wahrscheinlich die größte Rolle. Bestimmte Naturheiler und „Schulmediziner" verursachen Unterdrückung, wenn sie ***die Symptome***, gegen das Fieber, gegen die Entzündung, gegen den Husten, gegen den Durchfall, gegen die Hautausschläge etc., ***direkt bekämpfen***.
Die Unterdrückung des Fiebers mit Einläufen halte ich für einen belastenden Eingriff. Ich rate davon entschieden ab.
Damit der Organismus nach Unterdrückung wieder sein ursprüngliches Reaktionsvermögen wiedererlangt, gibt es in der Homöopathie einige so genannte Reaktionsmittel. Unter diesen Heilmitteln nimmt SULFUR die erste Stelle ein.

Das aktuelle Wetter

Es geht in diesem Abschnitt nicht um den Wetterbericht. Es geht darin um die Tatsache, dass alle ***Lebewesen***, ob Pflanze, Tier oder Mensch, verschieden ***auf die atmosphärischen Veränderungen reagieren***.
Früher hatten die Menschen den Einfluss des Wetters auf die Gesundheit sehr wohl erkannt. Der Name Influenza geht auf den Einfluss der Kälte, ital. influenza di freddo zurück. Heute scheint das Wetter für manche Vertreter der modernen Medizin keine Rolle mehr zu spielen. Sie betrachten den Menschen bloß als eine Maschine, die sie verbessern müssen. Äußere Einflüsse, wie Temperatur, Niederschläge und Jahreszeiten spielen daher keine Rolle mehr. Erkrankungen auf das Wetter zurückzuführen halten sie für überholt und für unwissenschaftliche Ausreden von Menschen von gestern.
Die homöopathischen Ärzte haben aber die Wirkung und den Einfluss des Wetters auf die Menschen immer sorgfältig beobachtet.

Bekanntlich spielt in der Homöopathie die Anamnese, die umfassende Geschichte des Kranken, die größte Rolle. Dabei erwähnen die Patienten, wie sich ihre Beschwerden je nach Wetterlage bessern oder verschlimmern, ja sogar, dass manche ***Leiden nur bei bestimmten Wettersituationen*** auftreten. Das, was die Kranken erzählen, hat in der Homöopathie einen großen Stellenwert. Die Leiden der Kranken werden nicht ohne die Beziehung zu ihrer Umgebung verstanden.

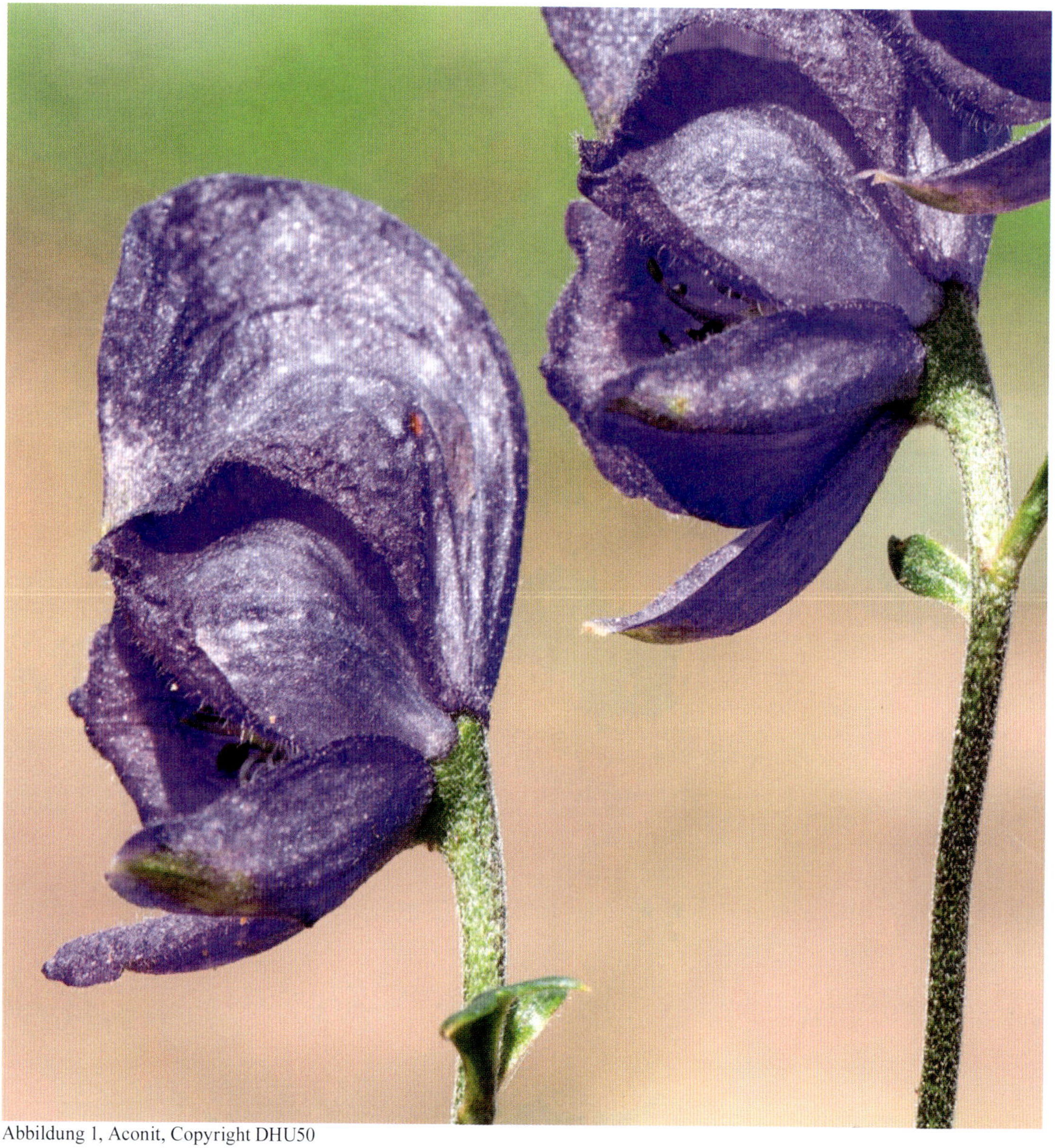

Abbildung 1, Aconit, Copyright DHU50

Abschnitt II Die Heilmittel

Aconit

Blaukappe, Helmblume, Kutsche und Pferd, Mönchskappen, blauer Sturmhut
Der beste Standort von A. ist auf den Bergen, wo der Sturm, der kalte Wind zuhause ist.
Was sehen wir hier in Abbildung 1?

Eine Blüte, die wie eine Mütze aussieht. Die Blüten haben eine tiefblaue Farbe. Die Farben gehen von blassblau bis schwarzblau. Es soll die Mütze, der Helm sein, der vor den Folgen von stürmischen Ereignissen schützen soll.

Aconit soll vor Leiden durch Sturm, stürmisches Wetter eisige Kälte und Zugluft schützen.
Dazu gehören heftige Strapazen, langes Aussetzen der Sonne, Hitze oder Kälte.
Aber ebenso alle Leiden, die nach **stürmischen Ereignissen** auftreten.
Die Leiden von Aconit erscheinen immer **plötzlich**.
Seelische Gewitter gibt es auch bei Streit, Zorn, allerlei heftigen Aufregungen, Unfällen und schrecklichen Ereignissen.
Die blaue Farbe lässt an den gestörten Blutkreislauf denken. Die kleinen Kinder, die zu lange im kalten Wasser baden, bekommen zum Erschrecken der Mamma **blaue Lippen**. Oder die Kinder spielen draußen in der Winterkälte, beim Hereinkommen sind die Hände kalt und blau. Schon in diesem Zustand ist es sinnvoll, Aconit zu geben. Es ist dann nicht Vorbeugung, sondern bereits Behandlung. Es ist eine Krankheit im Anfangsstadium. Wir wissen noch nicht, ob und was sich daraus entwickeln wird.
Oder der Patient ist weiß vor Entsetzen, er ist blass vor Schreck, das Blut ist ihm aus den Adern gewichen. Es scheint, als sei er tot. Eine lang dauernde Geburt oder eine lebensgefährliche Situation lösen solche Bilder aus.

Bestimmte Bereiche des Körpers, der Haut, der Glieder, des Gesichts werden **wie tot, wie abgestorben** empfunden.
Plötzlich erscheint ein Schüttelfrost und es kommt zu hohem Fieber.
In diesem Stadium wird Aconit ein weiteres Fortschreiten der Krankheit verhindern.
Heftigste Schmerzen, er schreit vor Schmerzen, der Kranke **wirft sich im Bett hin und her**. Er verlangt sofort Hilfe, „es ist schon alles zu spät". Er findet keine Lage, die seine Beschwerden erleichtert.
Die Schmerzen können jedes Organ und jede Region betreffen, also Ohren- Kopf- Zahn-Hals- Gesichts- Glieder- Nerven- Ischias-Herz-Magen- und weitere Regionen.
Eine Einwirkung von Kälte ist vorausgegangen, das kann auch durch Trinken von eiskaltem Wasser oder liegen auf sehr kaltem Boden, Schnee oder Eis oder im kalten Wasser sein.
Das Herz schlägt schnell und der betroffene Patient ist **unruhig**.
Von der Unruhe, der Angst und Lähmung des Erkrankten werden auch die Menschen in der Umgebung erfasst. Sie fürchten, es droht ein Schlaganfall oder ein Herzinfarkt oder es besteht Lebensgefahr.
Aconit sollte im Handschuhfach jedes Autos, jeder Handtasche und in der Reiseapotheke griffbereit sein.

Ein Fallbericht

Der kleine Pino hat eine große Schwester. Diese bekommt eines Tages Besuch von einem sportlichen Verehrer. Der junge Mann besitzt ein Cabrio. Natürlich will er dem kleinen Pino zeigen, wie toll es ist, in einem offenen Auto zu fahren. Er fährt mit ihm durch die Ortschaft mit mäßigem Tempo. Der kleine Pino steht dabei im Auto und genießt den kühlenden Fahrtwind. Es ist Sommer.
Nur wenige Stunden später beginnt er aber aufzuschreien und klagt über heftigste Schmerzen beider Ohren. Er läuft herum, er legt sich ins Bett und wirft sich darin hin und her. Es ist kaum etwas herauszubekommen, wo genau und wie es weh tut. In aller Ruhe besinnt sich der Vater auf den Luftzug, dem sein kleinster Sohn ausgesetzt war. Schon will die verängstigte Mutter die Rettung rufen, um den kleinen Patien-

ten ins Spital zu bringen. Denn da muss sofort etwas geschehen. Der Vater gibt ihm einige Globuli in den Mund. So plötzlich, wie dieses Drama begonnen hatte, so plötzlich kehrt wieder Ruhe ein.

Antimonium tartaricum

Tartarus emeticus, Tartarus stibiatus, Brechweinstein, Kalium stybiltartaricum

Chemisch ist Ant-t. ein Antimonsalz, das Kaliumantimonyltartrat, der Weinsäure.

griechisch Τάρταρος Unterwelt, Abgrund. lateinisch emeticus brecherregend
Mit Hilfe von Brechreiz erzeugenden Mitteln hofften die Mediziner in der Vergangenheit schädliche Stoffe aus dem Magen oder der Lunge heraus zu befördern.

Es ist das Mittel für vielerlei Störungen, die von Übelkeit oder **Erbrechen** begleitet werden.
Ein anderes wesentliches Kennzeichen von Antimon tartaricum ist die ***Schwäche***.
Es ist ein Heilmittel vor allem ***am Beginn und am Ende unsres Lebens***. Wir brauchen es besonders beim Neugeborenen, beim Säugling, beim kleinen Kind und beim alten Menschen.
Es ist erwähnenswert, dass diese Patienten in den Jahreszeiten Frühjahr und Herbst fast regelmäßig erkranken.

Was sehen wir an den Patienten, die Antimon tartaricum benötigen?
Zyanose, blaue Verfärbung der Lippen, der Hände und Füße. Bei den Kleinen können die Lippen auch blass sein.
Antimon ist ein Kapillargift, wir begegnen hier also Menschen mit Störungen des Kreislaufs und der Atmung.
Die Patienten ***sitzen aufrecht*** und nach vorne gebeugt, um leichter Luft zu bekommen. In diesem Zustand greifen sie nach Personen, die in der Nähe sind. Die Kleinen müssen aufrecht gehalten werden.

Jeder hört sofort das ***Rasseln von Schleim*** in der Brust. Es ist reichlich Schleim in der Lunge; die Patienten bringen den Schleim nur schwer heraus. Es fehlt der erlösende kräftige Husten.
Menschen mit häufigen Katarrhen der Luftwege bekommen leicht Warzen.
Hände und Füße sind kalt, in sehr schweren Fällen ist auch der übrige Körper kalt.
Sie sind sehr empfindlich gegen Kälte und Hitze.
Die Temperaturschwankungen im ***Frühjahr*** und im ***Herbst*** setzen ihnen stark zu.
Ebenso bekommen sie jeden Wetterwechsel zu spüren.
Kalte Bäder schaden sofort.
Nun müssen wir auch auf den Magen schauen. Der Magen ist schwach. Übelkeit und Erbrechen sind ständig dabei. Sie werden von Aufstoßen und Aufschwulken vom Mageninhalt geplagt. Sie erbrechen beim Husten und erbrechen bei Fieber. Sie erbrechen nach dem Trinken und häufiger während der Zahnung. Das Erbrechen selbst ist schwierig und kostet den Patienten viel Kraft.
Sie verlangen nach kalten Speisen und Getränken.
Schließlich müssen wir noch einmal auf die Schwäche dieser Kranken eingehen. Ihr Organismus ist zu schwach, um Hautausschläge zu erzeugen. Sie machen die Krankheit im Innern durch. Es sind die Kinder, die statt Ausschläge Gehirnentzündungen bekommen. Vorsicht vor starken Fiebermitteln!!!

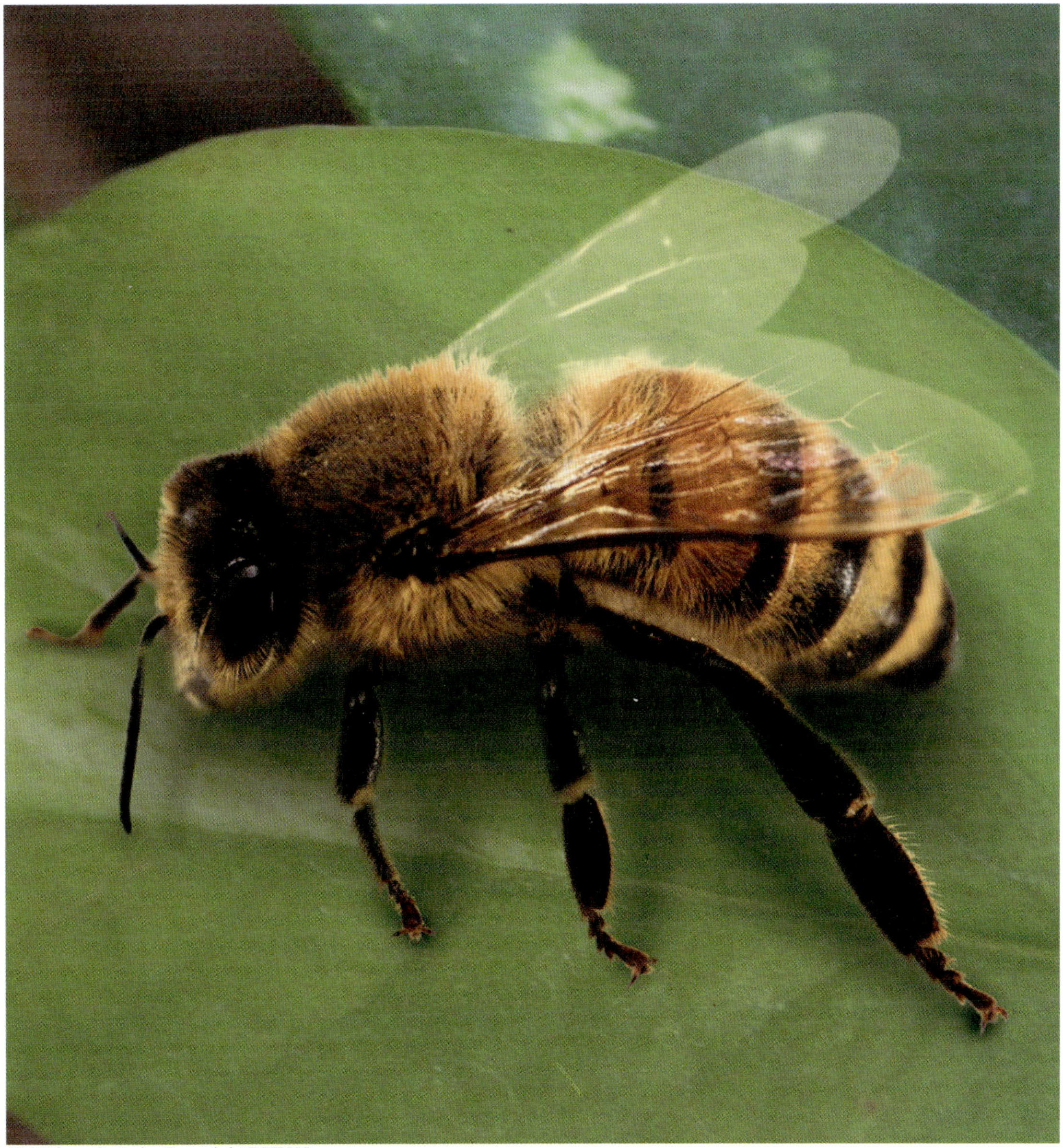
Abbildung 2, Apis, Copyright DHU55

Apis mellifica, Honigbiene

Auf das Gift der Biene reagiert der Körper mit einer ***rasch zunehmenden Schwellung*** und mit heftigen Schmerzen.

Apis ist das Heilmittel bei Flüssigkeitsansammlungen des betroffenen Organs. Sie entstehen oft innerhalb kürzester Zeit. Die Flüssigkeit kann zu einer gewaltigen Schwellung führen z. B. unter der Haut oder im Bauchraum. Fehlt ein Raum, wo sich die Flüssigkeit ausbreiten kann, dann kommt es zu einer örtlichen Schwellung mit heftigen Schmerzen z.B. an der Oberfläche der Haut oder im hinteren Gaumenbereich.
Die ***Schmerzen*** werden besser durch ***kalte Auflagen***.
Die Hirnhaut, die Bindehaut, das Lungenfell, der Herzbeutel, das Bauchfell und überhaupt die Haut und auch die Schleimhäute können betroffen sein.
Die schmerzhaften Schwellungen an der Haut sehen aus wie Wachs, der Gaumen und der Rachen sieht wie glasiert aus.

Für das Erysipel, den Rotlauf (ἐρυθρός erythrós rot und πέλλα pélla Haut) ist Apis neben Rhus tox das häufigste Mittel. Es beginnt meistens mit Schüttelfrost, dann kommt Fieber dazu. Die betroffene Hautregion erscheint gespannt, ist sehr schmerzhaft und ***kalte Auflagen lindern*** im Augenblick die Schmerzen. Sehr häufig tritt diese Entzündung der Haut an den Beinen auf. Oft sind es Menschen, die unter Krampfadern und venösen Kreislaufstörungen leiden. Akute Ursachen können geringste Verletzungen, Insektenstiche und Kratzwunden sein. In den meisten Fällen geht eine körperliche Überanstrengung oder langes Stehen voraus.

Apis ist ein rasch wirkendes Mittel bei bestimmten Anginen und akuten Halsentzündungen. Der Gaumen und der Rachen sehen dabei ***wie glasiert*** aus. Trinken von kaltem Wasser lindert die heftig brennenden Halsschmerzen, solange das kalte Wasser am Gaumen und Rachen darüber fließt. Die Patienten sind ernst krank und geschwächt. Ein Schüttelfrost geht meistens voraus und es kommt zu hohem Fieber. Oft ist trotz Fieber kein Durst vorhanden. Nicht selten entsteht diese Art von Angina nach körperlicher Überanstrengung oder fehlender Schonung am Beginn der Erkrankung. Antibiotika vermindern die Symptome. Das kann dazu führen, dass der Kranke sich nicht entsprechend schont. Bekommen solche Patienten starke Fieber- und Schmerzmittel kann besonders bei kleinen Kindern eine Entzündung der Nieren ausgelöst werden. Dabei kommt es dann zu deutlichen Schwellungen der gesamten Haut und auch in den inneren Organen. Auch in diesem Zustand ist Apis das erste und rasch wirksame Heilmittel.

Wenige Stunden ***nach Impfungen*** kommt es viel häufiger als allgemein bekannt zu Entzündungen der Hirnhaut und des Gehirns. ***Schrilles Schreien***, das charakteristische Zeichen von Apis, und Fieber fallen als erstes auf. Aus der Hirnhaut tritt Flüssigkeit aus, es entwickelt sich eine Gehirnschwellung, auch Hirnödem genannt. Auch in diesem Fall können die starken Fiebermittel Ibuprofen, Diclofenac und Phenacetin zum Tod führen. Wenn schließlich blutige Flecken auf der Haut erscheinen, dann erklären die heutigen Mediziner, dass es sich um eine Meningokokkensepsis handle, deren Ursache Meningokokken seien. Sie machen sich kaum Gedanken darüber, warum diese Bakterien genau jetzt und genau bei diesem Menschen aktiv werden.

Nach Verletzungen von Gelenken entstehen insbesondere bei Sportlern sehr rasch Schwellungen. Sofortige kalte Anwendungen nehmen im Augenblick die Schmerzen. Dennoch sondern die angeschlagenen Gewebsteile in der Folge Flüssigkeit ab, um die Regeneration vorzubereiten. Apis ist bei akuten Ergüssen der Schleimbeutel und der großen Gelenke das erste Heilmittel.

Apis ist auch das erste Mittel bei Schmerzen am Eierstock infolge einer Entzündung.

Seelische Erschütterungen wie Eifersucht, Gram oder ***unerfülltes Liebesverlangen*** bereiten den Boden für Apis. Für jegliche Leiden der jungen ***Witwen und Witwer*** ist Apis das allererste Mittel.

Die Hauptkennzeichen von Apis sind rasch zunehmende Schwellungen, kalte lokale Anwendungen sind sehr willkommen. Auslöser sind Gewalteinwirkungen, Unterdrückung von Fieber und Entzündungen mit starken Mitteln und heftige seelische Angriffe.

Fallbericht

Ein Student laboriert seit Tagen an einer aufkommenden Grippe. Er besucht weiter die Vorlesungen und hat einige wichtige Termine, er kann gerade in dieser Woche das Bett auf keinen Fall hüten.
Von einem Tag auf den andern bekommt er hohes Fieber und sehr starke Halsschmerzen. Er hat keine Stimme und ist ernst angegriffen. Der Hals ist auch außen gespannt und geschwollen. Ich halte ihm ein kaltes Trinkglas an den Hals. Das tut ihm gut. Der Rachen ist stark gespannt und sieht wie glasiert aus. So nebenbei entdecke ich Schwellungen an beiden Ellbogen. Er hat unglücklicherweise einen wichtigen Termin in den nächsten Tagen, auf den er nicht verzichten kann. Ich ordne eine strenge Bettruhe an und er bekommt Apis. Am Abend des dritten Krankheitstages kommt er rechtzeitig und wohlauf bei der wichtigen Tagung an.

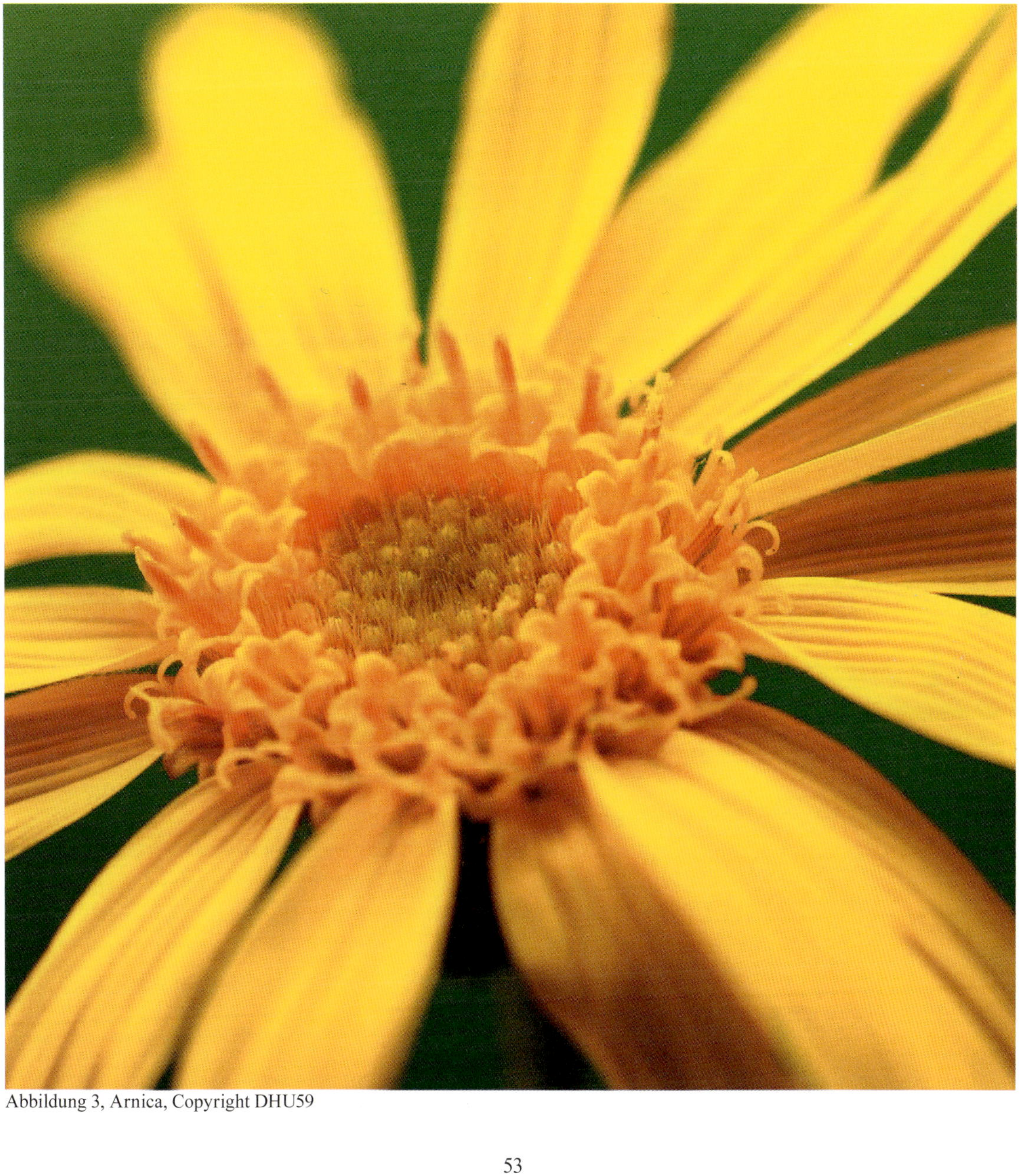
Abbildung 3, Arnica, Copyright DHU59

Arnica montana

Die Volksnamen Bluttrieb, Fallkraut, Stichkraut, Kraftrose, Mutterwurz weisen auf die Heilwirkung bei Wunden und Verletzungen hin.

Arnica ist die Arznei bei Krankheiten, die auf **Gewalteinwirkung** zurückgehen. Das charakteristische Kennzeichen von Arnica sind Blutungen, ob sie nun sichtbar an der Oberfläche, oder im Innern des Körpers, manchmal erst später als **Bluterguss**, sichtbar sind. Dazu gehören viele Arten von Verletzungen wie Gehirnerschütterung, Taubheit nach Höllenlärm oder anderen gewaltigen Schalltraumen (Explosionen durch Waffen aller Art und bei ohrenbetäubenden Starkstrom-Konzerten).
An **innere Verletzungen** wird oft nicht gedacht, wenn die Blutung nicht augenscheinlich ist. Nach Sturz und schweren Prellungen kommt es oft zu Rissen in Lungen, Leber, Milz, Nieren und auch an den großen inneren Blutgefäßen. Bei solchen Ereignissen ist zuerst an *Arnica* zu denken. Dabei strahlen die verletzten Personen eine innere Unruhe aus, auch wenn sie sich im Zustand der Bewusstlosigkeit nicht bewegen.
Die Geburt ist für Mutter und Kind fast immer eine gewaltige Anstrengung, bei der es zu kleineren oder größeren Blutungen kommt.
Wir müssen noch an die Verletzungen und Blutungen denken, die im Rahmen von chirurgischen Eingriffen, Zahnextraktionen, kurz an Operationen aller Art, denken. Harnwegserkrankungen durch Blasenkatheter verlangen ebenso nach *Arnica.*
Dann gibt es noch die verschiedenen „unblutigen" Verletzungen der Gelenke. Das sind Prellungen, Verrenkungen und Verstauchungen und Beschwerden nach Verheben oder einseitiger heftiger Überanstrengung. Wenn Gewalteinwirkungen zu **Blutaustritt** führen, ist *Arnica* das Heilmittel.
Zu erwähnen sind auch Blutungen nach Traumen, die nicht zum Stillstand kommen, z.B. Nasenbluten.
Zur Verletzungskrankheit oder Wundkrankheit gehört auch das Wundfieber. Dieser Heilprozess sollte nicht durch starke, fiebersen-

kende Medikamente behindert werden. *Arnica* lindert ebenso die Schmerzen.

Arnica ist auch das erste Mittel bei Wundstarrkrampf. Bekanntlich gibt es den Tetanus nur in Hungerzeiten, wie im Krieg oder noch häufig in den armen Ländern.

Nach schweren Verletzungen im Kopfbereich können vorübergehend sogar psychische Störungen, Bewusstlosigkeit, Delirium, Fantasieren etc. auftreten. *Arnica* ist immer dann angezeigt, wenn es nach Gewalteinwirkungen zu inneren oder äußeren Blutungen gekommen ist.

Die Skeptiker der Homöopathie werden einwenden, dass sich die positive Heilwirkung nicht beweisen lasse. Ich rate dennoch zur begleitenden Behandlung bei allen diesen Ereignissen. *Arnica* ist eben das Mittel nach Verletzungen. Die erfahrenen Chirurgen bestätigen den ruhigeren Krankheitsverlauf der Verletzten, wenn sie *Arnica* erhalten.

Ein Fallbericht

Eine Gruppe von Ferienkindern ist auf einer Bergtour unterwegs. Bei der Jause am Gipfelkreuz schneidet sich ein Bub mit seinem Taschenmesser versehentlich tief zwischen große Zehe und zweite Zehe. Hellrotes Blut quillt reichlich aus der Wunde. Die Betreuerin versucht die Blutung zu stillen, indem sie einen Socken zwischen beide Zehen steckt. In der Hoffnung, die Blutung zum Stillstand zu bringen, zieht sie dem Verletzten den Schuh darüber und schnürt den Schuh sehr fest. Handy hat es zu dieser Zeit noch nicht gegeben. Ein Hubschrauber hätte nicht landen können. Der Berg ist dicht bewaldet. Zwei stärkere Begleiter tragen nun den Knaben den Berg durch den Wald hinunter. Schon nach kurzer Zeit fließt das Blut aus dem Schuh. Alle sind verzweifelt. In der Nähe einer kleineren Lichtung erblickt die Betreuerin eine blühende Arnikapflanze. Der Schuh wird wieder ausgezogen, Stamm, Blätter und Blüte werden zusammengedrückt und auf die Wunde gepresst. Nach wenigen Augenblicken steht die Blutung. Es tritt Ruhe ein.

Arsenicum

Acidum arsenicosum

Arsenicum ist ein großes Mittel in der Homöopathie, ein sogenanntes Konstitutionsmittel.
Im Alltag hat es besondere Bedeutung bei schwereren akuten Störungen.
Es ist das Heilmittel bei Leiden, welche **Angst** beim Kranken wie auch bei der Umgebung auslösen.
Es ist das erste Mittel beim akuten **Brechdurchfall**. Nach verdorbenen Nahrungsmitteln folgen oft **gleichzeitig Erbrechen und Durchfälle**. Der Magen ist sehr angegriffen, der Kranke erbricht alles. Jedes weitere Essen verursacht Erbrechen und neuerlich Durchfälle. Der Kranke ist sehr durstig und verlangt häufig nach kleinen Mengen von warmen Getränken. Kalte Getränke machen alles schlimmer. Der Patient fühlt sich sehr schwach. Das Blut strömt in den Bauchraum und es kann zum Zusammenbruch des Kreislaufs kommen. Er kann nur liegen und er spürt, dass seine Kräfte schwinden.

Das Blut strömt in den Bauchraum und es kann zum Zusammenbruch des Kreislaufs kommen.

Dem Patienten ist es sehr kalt und er **braucht warme Anwendungen** und eine warme Umgebung. Ebenso ist es ihm sofort leichter, wenn jemand in seiner Nähe ist.
Bei **Verbrennungen zweiten bis dritten Grades** leiden die betroffenen Menschen an qualvollen **brennenden Schmerzen**. Arsen schafft dabei eine rasche Linderung der Schmerzen und beschleunigt die Heilung der befallenen Partien.
Infolge Verletzung oder eines Verschlusses der Arterien können Körperpartien z. B. Finger, Zehen etc. absterben, diese verfärben sich schwarz. Die im Anschluss notwendigen Heilprozesse werden durch Arsen günstig beeinflusst.
In den letzten Stunden des Lebens, beim Sterben geht es nicht allen Menschen gleich. Manche Menschen sterben ruhig und gelassen. Wenn Menschen in diesen Stunden besonders **ruhelos** sind brauchen sie Ars. Und ganz besonders dann, wenn sie **nicht allein bleiben** wollen. Arsen wird daher auch das homöopathische Euthanasiemittel bezeichnet.

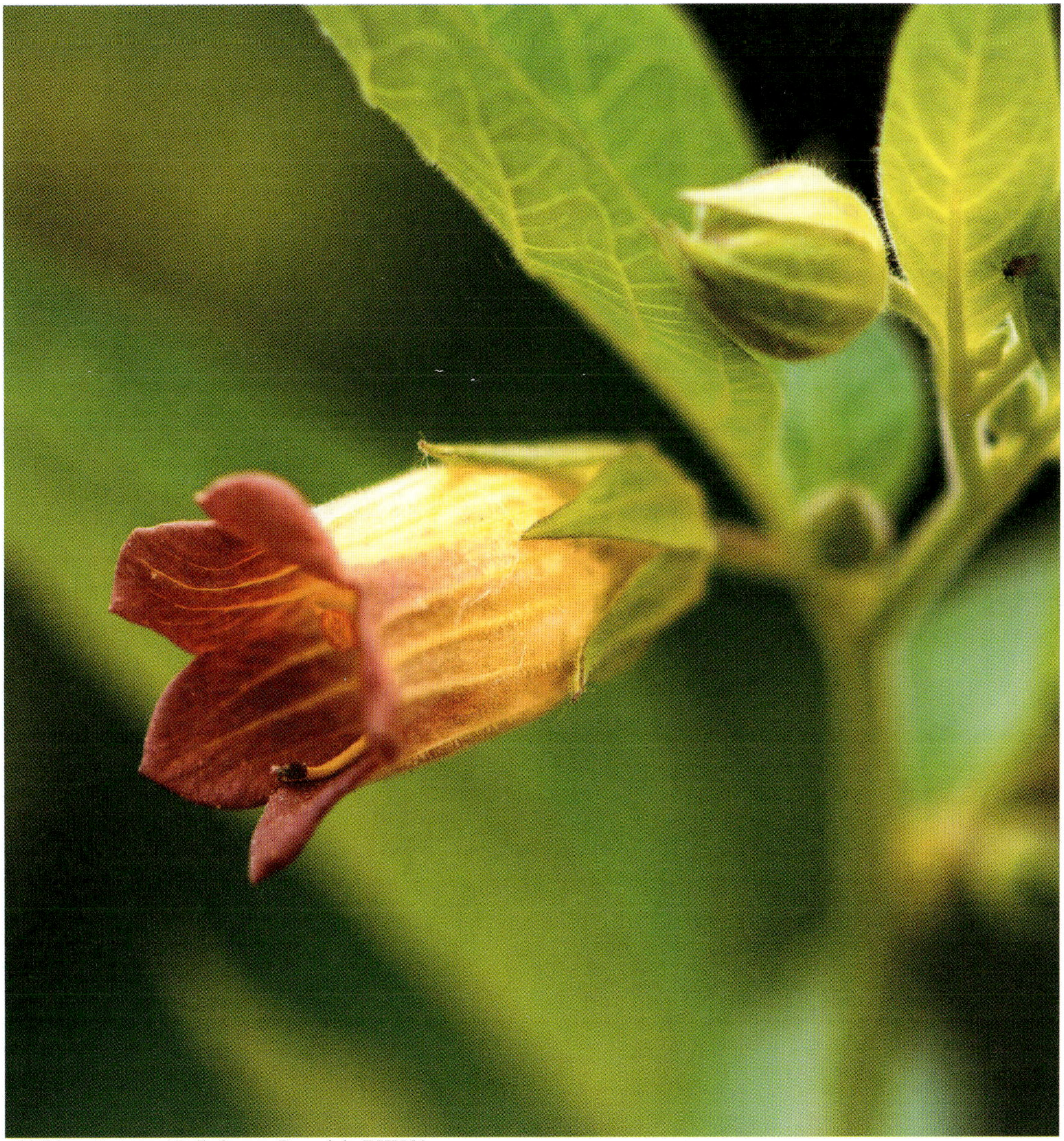
Abbildung 4, Atropa Belladonna, Copyright DHU64

Belladonna

Atropa Belladonna

(griechisch Ἄτροπος „die Unabwendbare"), eine der drei Schicksalsgöttinnen im Altertum. Sie durchschneidet den Lebensfaden.
Bei leichter Vergiftung mit der Tollkirsche werden die Pupillen groß. In früheren Zeiten sollen Damen geringe Dosen der Tollkirsche genossen haben, um ihre Verehrer mit den großen schwarzen Augen zu betören.
Namen in der Volksmedizin:
Tollkraut, Tollkirsche, Wolfsbeere, Irrbeere, Teufelsbeere, Wolfsaugen

die Farbe der Blüte ist bläulich-rot, braun-rot, schmutzig rot
die Beere ist glänzend schwarz
Der Strauch gedeiht gerne in Waldlichtungen und Kahlschlägen und am Waldrand.
Die Krankheit tritt vorwiegend beim Übergang von hell zu dunkel, vom Tag zur Nacht, am Abend und am Morgen, in der Dämmerung auf.

Der Zustand des Kranken ist plötzlich verändert,
unerklärlich, beunruhigend und schwer fassbar,
Belladonna erscheint unerwartet,
Achtung! es ist etwas passiert, da ist ein akuter Zustand
etwas Bedrohliches ist eingetreten

das Bewusstsein ist verändert
die betroffene Region erscheint **rot**
Die Krankheitszeichen treten unverkennbar zutage
Die Symptome sind nicht zu unterdrücken
es beginnt meistens sehr **plötzlich**, wie nach Durchschneiden des Wohlbefindens, aus dem bisherigen Wohlsein wie herausgerissen
Auch die Heilwirkung tritt überraschend schnell ein
Die Schmerzen sind zum Verrücktwerden
der Patient sagt, es sind **rasende Schmerzen**

die Kranken phantasieren im Fieber, sie erkennen die Umgebung nicht, z.B. die Muttcr.

jedes Organ und jede Region im Körper kann betroffen sein
die Erkrankung beginnt innerhalb sehr kurzer Zeit
Sehr bald nach der schädigenden Ursache beginnt das Leiden. Da gab es die Unterkühlung, da gab es die Verletzung und da gab es ein Getränk oder eine Speise, die geschadet hat; und ganz plötzlich sind die ersten Zeichen da.
Die Schmerzen können so schwer sein, dass der Kranke **vor Schmerzen schreit**. Auf jeden Fall sind die Symptome intensiv. Oft werden die **Schmerzen klopfend** empfunden, können aber auch brennend oder irgendwie sonst sein.
Die betroffenen Organe oder Regionen sind anfangs **trocken und heiß**. Bei Kindern und gesunden Erwachsenen ist es bei plötzlichem Fieber eines der häufigsten Mittel. Die Patienten sind glühend heiß, die Hände und Füße sind sehr oft kalt. Wenn die Hände warm werden ist die Krankheit bereits im Abklingen. Auch die Haut ist trocken, wenn die ersten Schweißtropfen erscheinen, dauert es nicht mehr lange bis zur Heilung. Achtung! Erscheint ein Fieber am Abend, wird *Belladonna* das Fieber nicht gleich senken. Der Körper braucht noch das Fieber für die Heilung. Wenn die Hände warm werden, ist keine weitere Gabe mehr nötig.
Meistens handelt es sich um lokale Entzündungen, z. B. akute Halsentzündung mit trockenem Rachen. Und ebenso bei Entzündungen an allen übrigen Organen von Gehirn, Nerven, Haut, Augen, Nase, Kehlkopf, Lunge, Herz, Gallenblase, Nieren, Blase, Gebärmutter, Hoden, Gelenke, Zehennägel etc. Belladonna ist dann das sofort wirksame Heilmittel, wenn eben die Krankheit plötzlich beginnt, eine entsprechend heftige Schädigung vorausgeht und die anderen typischen Symptome wie **Veränderung des Bewusstseins** oder die **Heftigkeit der Symptome** vorhanden sind. Wenn bald nach Impfungen plötzlich pulsierende Kopfschmerzen auftreten, müssen wir an eine **Hirnhautentzündung als Folge der Impfung** denken.
Häufig tritt das Leiden **nach Überhitzung, Schwitzen** und anschlie-

ßender Unterkühlung auf. Die meisten Beschwerden, die nach einem heißen Bad oder **nach Kopfwaschen** auftreten, benötigen *Belladonna*. Bei heftigen Ohrenschmerzen, bei akuter Mittelohrentzündung hat sich *Capsicum annuum* oft sehr bewährt. Insbesondere, wenn auch der Warzenfortsatz, also der Knochenvorsprung hinter dem Ohr sehr schmerzhaft ist. *Capsicum* gehört botanisch zur Familie der Solanaceen und ist daher eine "Schwester" von *Belladonna*.

Es können auch plötzliche, pulsierende Blutungen nach Operationen, Verletzungen und Geburten sein.

Fallbericht

Ein jüngerer Mann, er arbeitet im Bergbau, hat seit zwei Tagen furchtbare Kreuzschmerzen. Er ist schwere Arbeit gewohnt, er ist kein Schwächling und hält einiges aus. Doch jetzt braucht er sofort Hilfe. Ich werde zu ihm gerufen.
Ich bin Anfänger und beginne gerade, die Homöopathie zu studieren. Zunächst verabreiche ich ihm sehr starke Schmerzmittel. Sie bringen kaum Erleichterung. Ich verdopple die Dosis. Er wird kurze Zeit ruhiger, doch die wilden Schmerzen beginnen von Neuem. Ich habe einige homöopathische Mittel in meiner Tasche. Das könnte doch Belladonna sein. So gebe ich Ihm *Belladonna D200*.
Kaum von der Visite zuhause angekommen, meldet sich die Frau meines schwer leidenden Patienten. Sie fragt mich, was ich ihm denn da gegeben habe. Die schlimmsten Schmerzen sind in kurzer Zeit verschwunden. Er kann es noch nicht recht glauben.

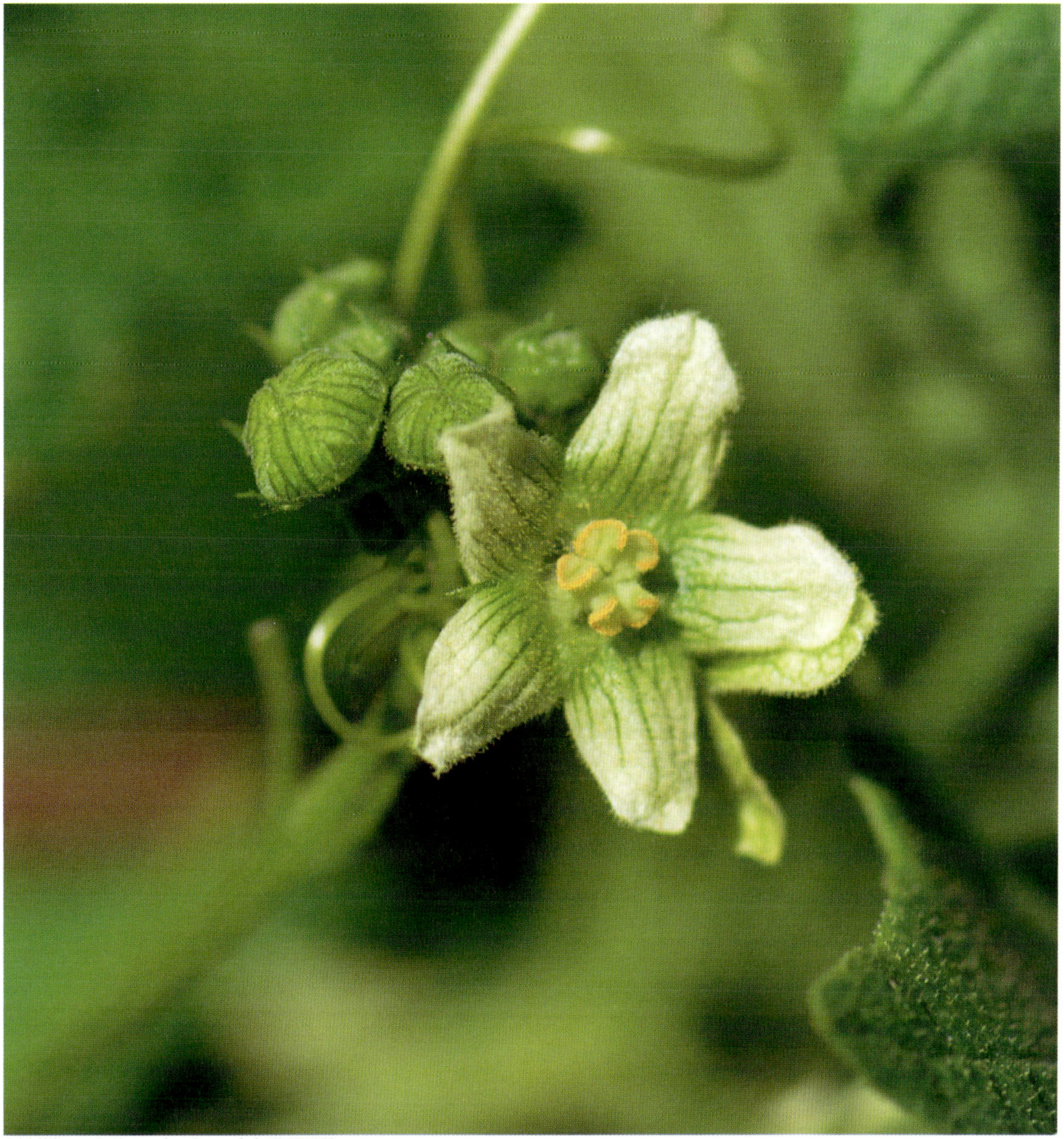
Abbildung 5, Bryonia, Copyright DHU68

Bryonia alba

Volksnamen

Gichtrübe, Faulrübe, Schmerzwurz, Stickwurz

Bryonia, die Zaunrübe ist eine Kletterpflanze, die Bäume wie einen Zaun umrankt.
Der Name Gichtrübe lässt an die Schmerzen bei Bewegung denken.
Stickwurz, (ahd. sticken, fest zusammenstecken,-heften) weist auf das ***Verlangen nach Ruhe hin***.
Bryonia ist das Heilmittel bei Krankheiten mit Schmerzen. Der Kranke verhält sich ruhig, er ***meidet jede Bewegung***, denn jede Bewegung ***schmerzt***.

Sehr häufig finden wir Bryonia bei Grippe. Der Brustkorb, das „Gerippe", tut beim Atmen und besonders beim Husten weh. Der Patient hält beim Husten die Hand auf die Brust, um Erschütterungen zu vermeiden. Er hat schwer Luft; es ist eines der häufigsten Mittel bei Lungenentzündung. Jede Art von schmerzhaftem Husten, auch der Keuchhusten, manchmal deswegen auch Stickhusten genannt, verlangt Bryonia.
Der Husten ist ***trocken***, beim Fieber bleibt die Haut trocken. Der Patient ist sehr ***durstig***.
Der Kranke verlangt nach Wärme.
Bryonia tritt meistens bei ***trockenem und kalten Wetter*** auf.

Es gibt verschiedene Formen von Entzündungen an den Gelenken. Das kann nach einem Gichtanfall, nach einer Unterkühlung oder nach einer Verletzung sein. Immer ist Bryonia das erste Mittel, wenn eben jede Bewegung die Schmerzen verschlimmert. Warme Anwendungen erleichtern die Schmerzen.
Trocken ist die gesamte Natur von Bryonia. Magen und Darm bilden nur wenig Verdauungssäfte. Trockene Speisen können zu Magenbeschwerden und Durchfällen führen.

Die Hauptkennzeichen von Bryonia sind Schmerzen bei Bewegung und die ***Trockenheit***.

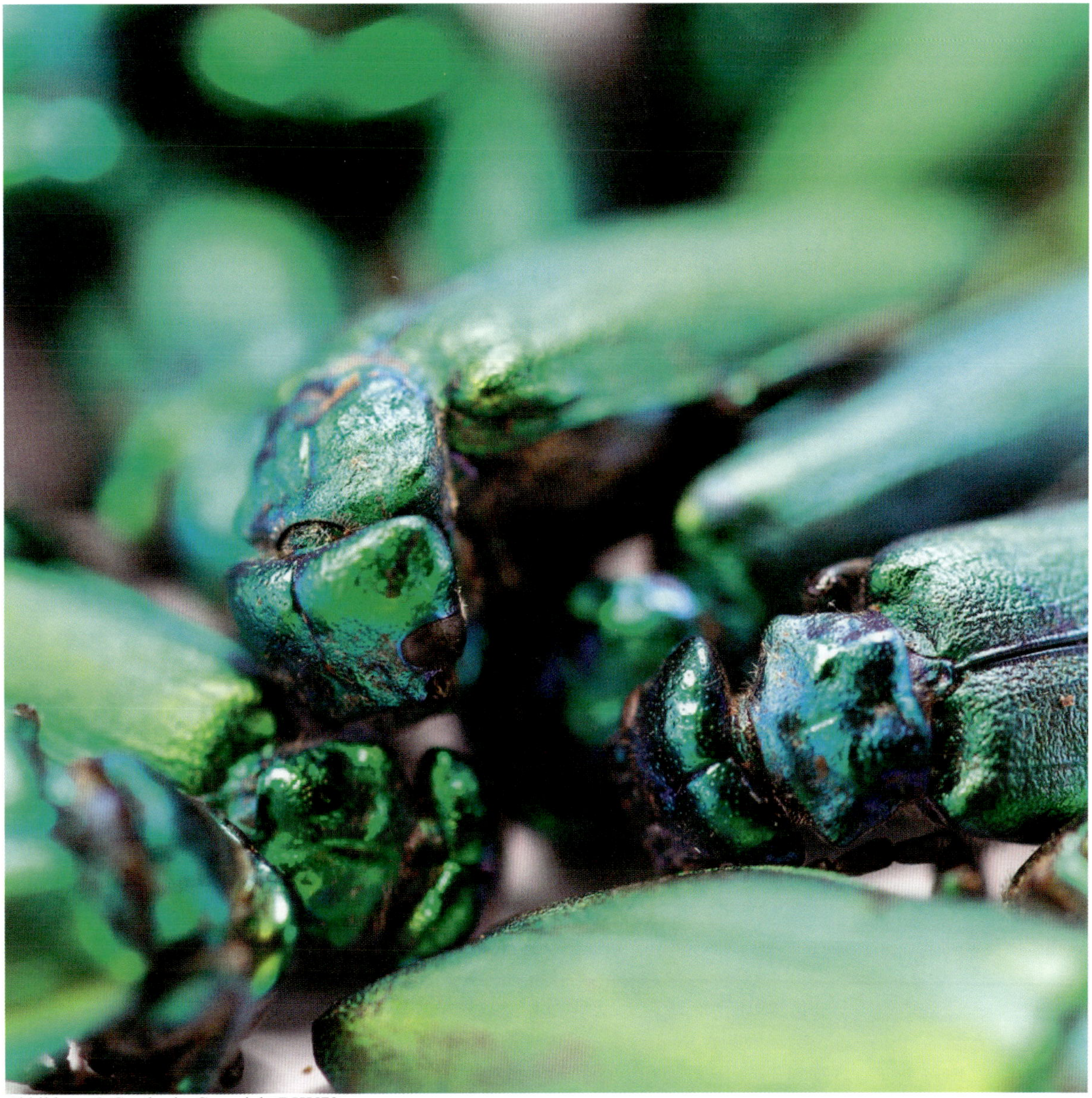
Abbildung 6, Cantharis, Copyright DHU70

Cantharis

Lytta vesicatoria, die Spanische Fliege

(griechisch Λύττα lytta, Wahnsinn), (lateinisch Vesica, die Blase)
Dieser Käfer sondert bei Bedrohung einen giftigen Stoff ab, der besonders die Harnwege und Sexualorgane angreift.
Cantharis wurde früher verwendet, um das sexuelle Verlangen zu steigern oder auch um eine künstliche Fehlgeburt auszulösen. Das Gift bewirkt auch schwere seelische Erregungszustände.

Als Heilmittel wirkt es in erster Linie auf die ***Harnwege*** und Sexualorgane.
Das Leiden zeigt sich durch ein besonders ***heftiges Brennen*** der betroffenen Regionen.
Heftigste brennende Schmerzen in der Harnröhre, Blase, entlang des Harnleiters und der Nieren verlangen als erstes akutes Heilmittel Cantharis. Häufiger und anhaltender Harndrang aber auch Harnverhaltung quälen den Patienten fast bis zum Wahnsinn. Blut und blutige Beimengungen im Harn beunruhigen zusätzlich. Bei bestimmten Patienten und bei längerer Dauer des Leidens kommen später auch eitrige Absonderungen dazu. Die Mediziner nennen das einen akuten Harnwegsinfekt. Wodurch kommt es zu einer solchen Störung? Jene, die alle Krankheiten auf feindliche Bakterien zurückführen, machen es sich sehr leicht. Sie sagen, von außen, viel häufiger bei Frauen, wandern die Bakterien vom After auf dem kurzen Weg nach vorne und dringen in die Harnröhre ein. Aber warum tun sie das überhaupt und warum nicht täglich? Warum machen sie das meistens nach Unterkühlungen? Und warum erkranken Menschen, die zu Nierensteinen neigen, häufiger an Entzündungen der Harnwege?

Entzündungen der Harnwege werden ***meistens durch Unterkühlungen*** ausgelöst. Schon nach einer leichten Durchnässung der Füße spüren nicht wenige Menschen bereits die Vorzeichen einer Entzündung der Harnwege. Je nach Empfindlichkeit gegen-

über Kälte und Dauer der Durchnässung und Unterkühlung entwickeln sich die verschieden schweren Erkrankungen der Harnwege. Auch Abgang von Harn- oder Nierengrieß- oder Nierensteinen können Entzündungen an den Harnwegen auslösen.
Cantharis ist aber nicht nur das Heilmittel der Harnblase. Wo immer ***stark brennende Schmerzen*** auftreten, kann es benötigt werden.
Es ist auch das erste und wohltuende Heilmittel bei ***Verbrennungen 2. Grades***, also mit Blasenbildung. Es mildert auch die schweren Krisen der Verbrennungskrankheit nach ausgedehnten Verbrennungen. Die sehr schmerzhaften Blasen an den Füßen durch den Druck der Schuhe sind der Ursache nach Brandblasen. Als Nebenwirkung verschiedener Medikamente, z.B. Antibiotika, kann es zu schweren Hautausschlägen mit heftig brennenden und lebensgefährlichen Blasen kommen. Nicht zu vergessen sind Chemikalien, die an Haut und Schleimhaut Verbrennungen hervorrufen.
Quälendes Brennen gibt es aber auch in anderen Regionen. So z.B. bei brennende Blasen in der Mundhöhle und bei heftigsten brennenden Schmerzen im Rachen, Kehlkopf und Augen.
Schließlich gibt es dann noch Entzündungen im Magen und besonders im Enddarm, die mit heftigem Brennen einhergehen.
Wo immer intensives Brennen auftritt, müssen wir an Cantharis denken.

Chamomilla

Matricaria chamomilla, Chamomilla recutita

Wird auch Muttermittel genannt.
Die Frauen leiden unter schmerzhafter Menstruation. Dabei sind die Schmerzen wie Wehen.
Die Wehen sind krampfartig und reißend. Die sehr schmerzhaften Wehen sind von einer **ungeduldigen Stimmung** begleitet. Während der Wehen fluchen die Frauen über den Ehemann. Sie behandeln in diesem Zustand Hebammen und andere helfende Personen nicht vornehm.
Die Säuglinge leiden während der Zahnung unter heftigen Zahnschmerzen. Die Nächte sind unruhig. Es bringt das Herumtragen nur wenig Besserung. Es passt dem Kind gar nichts. Die Stühle sind in dieser Phase grün.
Chamomilla hilft bei Kindern, wenn die Beschwerden von **zorniger** und ärgerlicher Stimmung begleitet sind. Da gibt es einmal Ohrenschmerzen, Zahnschmerzen, sogar Anfälle von Asthma. Dabei kann es vorkommen, dass die Kleinen auf die Mutter einschlagen oder sogar ins Gesicht treten. Auch Hautausschläge nach zornigen Verstimmungen sind nicht selten.
Wenn eines Tages die Kinder heiraten, werden zwei Frauen Mütter. Die eine ist die Schwiegermutter und die andere ist die Schwiegertochter. Diese Konstellation sorgt gelegentlich für Schlafstörungen und Gewitterwolken. Dem zahnenden Säugling alles recht zu machen ist nicht leicht. Ähnlich geht es den beiden neuen Müttern.
Neben den spezifischen Mutterbeschwerden lindert *Chamomilla* Gliederschmerzen, die nachts aus dem Bett treiben.
Chamomilla ist ein Mittel mit ärgerlicher und zorniger Verstimmung. Die Beschwerden werden nur ungeduldig ertragen. Alles ist **nachts schlimmer**. Ebenso verschlimmert **Windwetter** das Wohlbefinden. Menschen, die gewohnheitsmäßig nach Widrigkeiten zu Schmerzmittel greifen, ist *Chamomilla* eine wertvolle Hilfe.

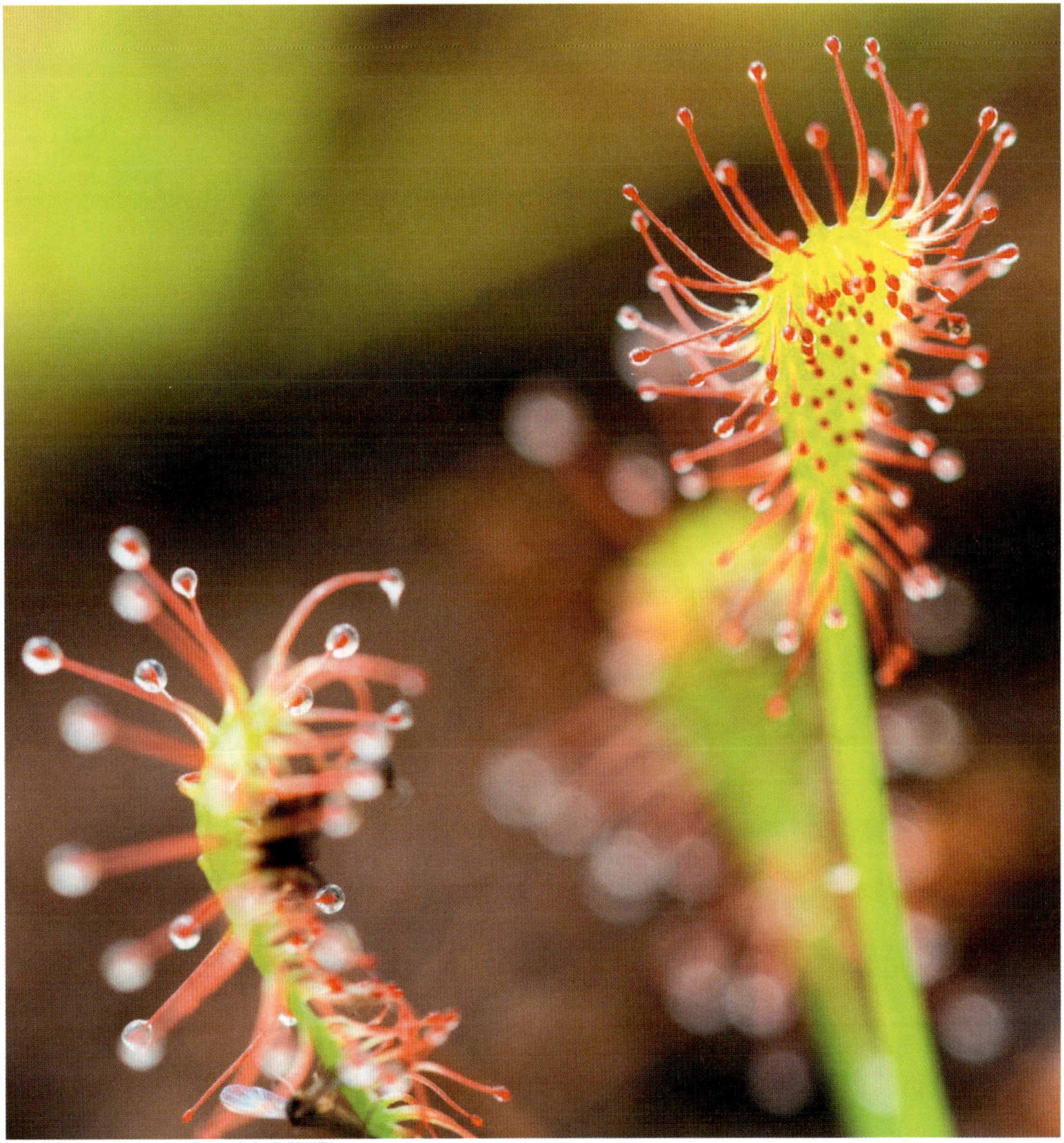
Abbildung 7, Drosera, Copyright DHU74

Drosera rotundifolia

rundblättriger Sonnentau
δροσοζ griechisch der Tau

An der Innenseite der Blütenblätter sondert diese Pflanze zähe Tröpfchen ab, die wie Tautropfen aussehen und in der Sonne glitzern. An diesen klebrigen Tröpfchen bleiben die Insekten hängen, die dann von der Pflanze verdaut werden.
Beim Keuchhusten finden wir zähe Tröpfchen an der Schleimhaut der Luftröhre und den Bronchien. Das mühevolle Abhusten dieser zähen und klebrigen Absonderungen in der Luftröhre und den Bronchien ist das Kennzeichen des Keuchhustens. Es ist ein trockener Husten mit nur spärlichem ***Auswurf***, der kleinklumpig bis ***fadenziehend*** ist. Wenn der Kranke hustet, sieht das aus als hätte er einen Krampfanfall. Der ***krampfhafte Husten*** verursacht sogar Schmerzen in der Bauchdecke.
In der ***kalten Jahreszeit*** kann sich der Keuchhusten ***über Wochen und Monate*** hinziehen, weil immer wieder neue Unterkühlungen dazukommen. In der warmen Jahreszeit dauert dasselbe Leiden nur wenige Tage, so dass es meistens gar nicht als Keuchhusten wahrgenommen wird.
Wenn der Patient antibiotisch behandelt wurde, kommt es nicht selten vor, dass der Keuchhusten insbesondere bei Erwachsenen über Jahre anhält. Die moderne Medizin spricht dann nicht mehr von einem Keuchhusten, sondern verwendet dafür den furchtbar bedrohlich klingenden Namen chronisch obstruktive Lungenerkrankung. Dann brauchen solche Patienten für wenige Wochen Sulfur und in dieser Zeit vermehrt körperliche Schonung, um wieder gesund zu werden.
Drosera ist eines der ganz wenigen homöopathischen Mittel, die bei den meisten Fällen von Keuchhusten zur Heilung führen. Andere Mittel dafür sind noch Bryonia, Ipecacuanha, Kalium bichromicum, Kalium sulfuricum, Antimonium tartaricum, Carbo vegetabilis etc.
Weitere Kennzeichen von Drosera sind ***nächtliche Hustenanfälle*** vor und nach Mitternacht. Der Husten wird schlimmer nach Bewegung, Sprechen, Essen, Trinken und im Liegen.

Der Keuchhusten wird regelmäßig bei raschem ***Wetterwechsel von Warmwetter auf Kaltwetter*** ausgelöst. Besser gesagt, wenn auf eine längere Warmwetterperiode ein empfindlicher ***Temperatursturz*** folgt. Dies kann auch im Laufe eines sonst warmen Sommers vorkommen. ***Keuchhusten*** ist also ***eine reine Erkältungskrankheit***. Es ist eine sehr bekannte Tatsache, dass Kinder und Erwachsene mehrere Male an Keuchhusten erkranken. Dieses Faktum widerlegt die These aus dem Lehrbuch, dass Kinderkrankheiten nur einmal auftreten und die Personen dadurch ein Leben lang geschützt sind.

Ebenso ist der ***Keuchhusten nicht ansteckend***. Er tritt eben immer nach Unterkühlung auf. Auch wenn der Keuchhusten gehäuft auftritt, ist das kein Beweis für eine Ansteckung. Es ist vielmehr der Beweis dafür, dass der Keuchhusten durch den Temperatursturz bei mehreren Menschen gleichzeitig ausgelöst wird und daher gehäuft auftritt.

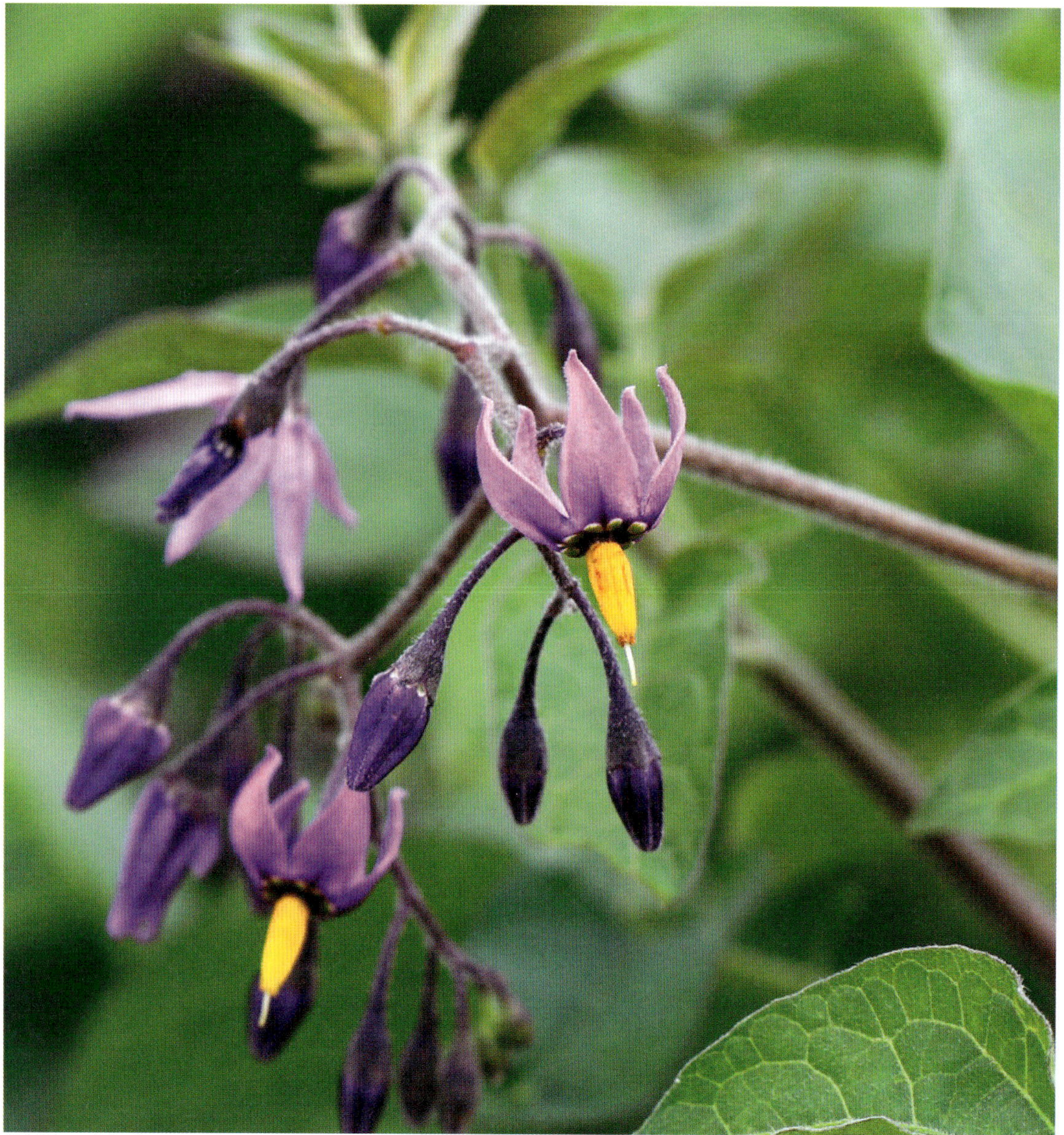
Abbildung 8, Dulcamara, Cpoyright DHU77

Dulcamara

Solanum Dulcamara, Bittersüß

Volksnamen, Süßbitterranken, Je länger je lieber, Pißranken, Alpranken
Der Stengel dieser Pflanze schmeckt zuerst bitter, dann süß.

Dulcamara ist ein Heilmittel für Erkrankungen, die im Anschluss an Unterkühlungen auftreten.
Es ist das Mittel für Menschen, die besonders unter einem **feuchten Wetter**, wenn die Tage heiß sind und die Nächte kälter werden, leiden.
Die Leiden, für die *Dulcamara* das Heilmittel ist, verlaufen mit heftigen Symptomen.
Es ist also ein Mittel für akute und auch chronisch rezidivierende Krankheiten.
Das nasse Wetter und Gehen im kalten Wasser lösen bei bestimmten Menschen regelmäßig Beschwerden an verschiedenen Regionen aus. Das ist außerdem dann besonders der Fall, wenn die Tage noch heiß sind, die Nächte aber schon kalt werden.
Am häufigsten finden wir *Dulcamara* bei akuten Katarrhen der Harnblase mit heftigem Harndrang und schleimig und auch schleimig eitrigen Absonderungen.
Infolge Nässe und Kälte treten auch Schmerzen an Gelenken und Gliedern auf.
Für *Dulcamara* typisch sind auch Nervenlähmungen nach Unterkühlungen. Oft ist es bei Lähmung des Gesichtsnervs, der Fazialisparese das erste Mittel.
Die Haut reagiert auf feuchte Kälte aber auch auf feuchte Hitze mit Hautausschlägen, die Blasen bilden. Hier können wir die Nähe zu Niere und Blase erkennen. Bei Kindern, die unter dem nasskalten Wetter immer wieder erkranken, entwickeln sich nicht selten Warzen. Diese Warzen sind flach, gestielt und auch glatt.
Die Empfindlichkeit gegen Kälte führt auch zu Katarrhen der Luftwege.
Es sind schließlich noch die Leiden zu erwähnen, die durch kalte Spei-

sen und Getränke verursacht werden. In der Folge kommt es zu Erbrechen und Magenschmerzen. Der Geschmackssinn verändert sich, die Speisen schmecken dann süßlich. In der Nacht erwacht der Patient mit dem Gefühl, als drücke ihn der Alp. Ebenso gehören Durchfälle dazu, die eben zum kalten Charakter von *Dulcamara* gehören.

Eupatorium perfoliatum
Wasserhanf

Die Pflanze *Eupatorium* perfoliatum wächst an Seen und Bächen. Sie hat den Volksnamen Knochenheil erhalten.
Der Standort der Pflanze weist auf Leiden hin, die in einem feuchten Klima oder bei feuchtem Wetter auftreten. Der Name Knochenheil bezieht sich auf die Schmerzen in allen Muskeln und Gliedern. Von allen homöopathischen Mitteln ist *Eupatorium* das bevorzugte Mittel bei der „**Brustgrippe**".
Das Wort Grippe kommt wahrscheinlich von den Schmerzen des Brustkorbs, der Rippen, des Gerippes. Wir haben hier das Bild der klassischen Grippe.
Es herrscht ein **kaltes und** ein **feuchtes Wetter**.
Wir spüren, wie die Kälte in uns eindringt. Bald überkommt uns ein **Frösteln** oder sogar ein leichter Schüttelfrost. Schließlich beginnen **Muskeln und Glieder** zu **schmerzen**. Unsere Muskeln sind **wie zerschlagen**. Auch die Knochen fühlen sich an, als wären wir gestürzt. Dazu meldet sich ein **Husten**, der uns kleinlaut werden lässt. Die **Stimme** ist **schwach und heiser**.
Fieber und Frostgefühl können wechseln. Je höher das Fieber steigt, umso früher wird der Kranke wieder genesen. Starke Fiebermittel und Antibiotika verzögern die Heilung und können unliebsame Komplikationen auslösen. Bettruhe ist einzuhalten.
Was alles sind nun die Auslöser der Grippe.
Die **Grippe ist eine Erkältungskrankheit**. Weil sie gehäuft auftritt, wird die Grippe auch für ansteckend gehalten. Diese Erklärung ist aber nur sehr oberflächlich. Alle Jahre haben wir bei uns die meisten Fälle von Grippe in der Zeit von Ende Jänner bis Ende Feber. Das

ist eben die **kalte und** meistens auch die **feuchte Jahreszeit**. Wäre die Grippe nur ansteckend, dann müsste sie ja auch zur warmen Jahreszeit erscheinen. Bei winterlichen Temperaturen sind wir regelmäßig Unterkühlungen ausgesetzt. Dass oft mehrere Menschen in einer Familie, in einer Schule, in einem Unternehmen, kurz in einer Gruppe, gleichzeitig an Grippe erkranken, liegt eben am **Einfluss der Kälte**. Aus diesem Grund wurde ja die Grippe auch Influenza genannt. (ital.: influenza di freddo).

Allerdings gibt es auch andere Umstände, die eine Erkältungskrankheit begünstigen. Wenn in einer Familie jemand an Grippe erkrankt ist, wird meistens die Mutter aufstehen, einem verschwitzten Kind ein trockenes Nachthemd bringen, die Bettwäsche wechseln, mit einer Hustensalbe die Brust einreiben, einen heißen Tee bereiten und so weiter. Wenn das mehrere Nächte werden, dann wird schließlich auch die Mutter erkranken.

Zu wenig Schlaf bringt den Wärmehaushalt durcheinander und es genügt dann eine leichte Unterkühlung, sodass auch die Mutter das Bett hüten muss. Dieser Umstand ist allerdings das schlimmste Ereignis, the worst case, in der Familie.

Eupatorium ist eine Schwester von *Arnica*, und gehört zur Familie der Korbblütler. Sowie *Arnica* die Folgen von Verletzungen bessert, so lindert *Eupatorium* die Schmerzen in allen Muskeln und Gliedern nach **körperlicher Überanstrengung** und gleichzeitiger Unterkühlung.

Auch ein verdorbener Magen kann die Wärmeregulation schwächen und die Anfälligkeit für die Grippe in der kalten Zeit erhöhen.

Nicht selten löst eine Impfung gegen Grippe eine Grippe selbst aus. Dann sagen die Impfbetreiber, der Patient hat gut auf die Impfung angesprochen.

Gelsemium sempervirens

Wilder Jasmin

Das Kennzeichen dieses Heilmittels ist **der rote Kopf** und **das rote Gesicht**.
Es besteht ein übermäßiger Blutandrang im Gehirn.
Es ist daher eines der großen Mittel gegen Kopfschmerzen.
Geistig ist der Patient nicht klar, **das Bewusstsein ist getrübt**.
Der Kranke erscheint **benommen** und hat das starke **Bedürfnis zu schlafen**.
Das kann bei Grippe mit oder ohne Fieber der Fall sein. Der Kopf wird dabei als schwer empfunden. Wenn Absonderungen aus den Stirnhöhlen stocken, führt das zu Schmerzen über der Nasenwurzel. *Gelsemium* bringt den erlösenden Katarrh wieder in Gang.
Es ist ein Mittel der **heißen Jahreszeit**.
Diese Symptome finden wir nach Aufenthalt in der Sonne, beim Sonnenstich.
Es handelt sich dabei um verschiedene Grade von Hirnhautreizung bis zu Hirnhautentzündung.
Oft entwickeln sich solche Zustände nach starken Fiebermitteln und Antibiotika.
Gelsemium hat sich auch als „Nervenmittel" bei Menschen bewährt, die vor oder bei Aufregungen die Sammlung verlieren. Bei Prüfungs- oder **Examensangst** mit Zittern und herabgesetzter Fähigkeit klar zu denken, ist *Gelsemium* eines der ersten Mittel.

Hepar sulf

Hepar sulfuris, wird auch Kalkschwefelleber genannt
Es ist eine mineralische Verbindung von Calcium carbonicum und Sulfur.
Dieses Mittel wird vorzüglich bei **eitrigen** Erkrankungen aller Art verwendet.
Abszesse, Fisteln, eiternde Wunden, eitrige Zehennägel, eitrige Mandelentzündungen etc.

Neben *Pulsatilla* ist es das häufigste Mittel bei eitrigen Katarrhen an vielen Regionen. Das sind Bindehautentzündungen mit eitriger Absonderung, eitrige Mittelohrentzündungen, Katarrhe der Nase und der Nebenhöhlen, eitriger Husten und hier vor allem der Pseudokrupp und auch eitrige Absonderungen an den Harnwegen.

Charakteristisch für *Hepar sulf* ist das starke **Verlangen nach Wärme** jeder Art. Der betroffene Patient verlangt warme bis heiße Getränke, sehr warme Kleidung, und will ordentlich warm zugedeckt werden. Jeder kalte Luftzug, das offene Fenster und offene Türen verschlimmern sein Leiden. Fast immer geht der akuten Krankheit ein Schüttelfrost voraus. Ebenso ist ein starkes Bedürfnis nach sauren Speisen vorhanden.
Die betroffenen Regionen sind schmerzhaft. Die **Schmerzen** sind **stechend**, splitterartig.
Der Patient riecht aus dem Mund und auch aus der Nase.

Hepar sulf war jenes Mittel, durch welches ich erkannte, dass die Homöopathie den Antibiotika überlegen ist. Bis dahin hatte ich meine Patienten bei eitrigen Anginen mit Antibiotika behandelt, so wie es jeder Arzt macht. Dann begann ich Antibiotika und *Hepar sulf* vorsichtshalber gleichzeitig zu geben. Siehe da, die Patienten waren viel rascher arbeitsfähig. Ich hatte die Praxis in einem Ort, in dem die Bergarbeiter schwere Arbeit leisteten. Nachdem ich mich dann jedes Mal von diesem Unterschied zu vorher überzeugt hatte, verordnete ich nur mehr *Hepar sulf* allein. Es gibt natürlich auch andere homöopathische Arzneien, die bei eitrigen Prozessen gut wirken. Um *Hepar sulf* mit Erfolg einzusetzen, muss eben das typische Empfindung von **Kälte und Frostgefühl** vorhanden sein.
Fast alle katarrhalischen Krankheiten sind die Folge von Erkältungen. Das gilt in einem besonderen Maß für *Hepar sulf.* Welches Wetter ist es nun, das die Leiden um *Hepar sulf* auslöst? Es ist das **klare, trockene kalte Wetter**, das kalte Wetter mit dem blauen Himmel.

Mercurius vivus oder solubilis

Quecksilber

Dieses Mittel wird im Alltag bei **eitrigen** Erkrankungen eingesetzt. Eitrige Katarrhe und Entzündungen an der Hornhaut, in der Mundhöhle, im Hals, in der Nase, in den Harnwegen etc. verlangen nach *Mercur*, wenn Hitze und Kälte schlecht vertragen werden.
Der Kranke **leidet** sowohl unter der **Hitze und Kälte**. *Hep sulf* verlangt zum Unterschied von *Mercur* nur nach Wärme.

Die besonderen, typischen Zeichen von *Mercur* sind reichlich Schweiß und auffallend **viel Speichelfluss**. Die Absonderungen riechen sehr übel. Auslösend sind das **kalte und feuchte Wetter**.

Ipecacuanha

Cephaelis Ipecacuanha,
Brechwurzel

Wenn man den Namen dieser Pflanze ausspricht, hört man schon beinahe das Husten mit der **Neigung zu Erbrechen**. Alle Beschwerden sind von Übelkeit begleitet. Die **Übelkeit** ist das Hauptkennzeichen dieses Mittels. Sehr häufig wird es bei Husten gebraucht. Bei diesem Husten kommt es eben leicht zum Erbrechen. In schweren Fällen führt das besonders bei Kindern zu schweren Verkrampfungen. Keuchhusten mit Erbrechen verlangt besonders nach *Ipecacuanha*. Bei den heftigen Hustenanfällen werden manchmal auch kleine Mengen von Blut ausgestoßen. Sogar heftiges Nasenbluten kann sich einstellen.
Ipecacuanha ist auch ein Mittel beim **Asthma der Kinder**. Immer aber ist eine gewisse Übelkeit dabei. Bei Kindern treten im Gegensatz zum Erwachsenen sehr bald die bekannten Atemgeräusche Giemen und Pfeifen auf. Das bedeutet aber nicht, dass bei den ersten typischen Atemgeräuschen und eingeschränkter Atmung ein lebenslanges Leiden beginnt. Allgemein sprechen die Kinder auf die homöopathische Behandlung und hier gerade bei diesen akuten Leiden sehr rasch an.

Die **Übelkeit** und das **Erbrechen** finden wir besonders bei Erkrankungen des Magens. Speisen werden erbrochen, der Appetit ist weg. Irgendeine Speise hat dem Patienten geschadet.
Bei diesem Leiden taucht immer die Frage nach der Diät bei akut erkrankten Personen auf.
Dazu gibt es die Regel: Der Patient bekommt das und nur das zu Essen, wonach er verlangt; und davon nie bis zur Sättigung. Dasselbe gilt auch für die Getränke. Der Wunsch, den Patienten zu kräftigen, ist da oft der falsche Ratgeber. Der Kranke bekommt das zu essen und zu trinken, wonach er verlangt und davon nur mäßig. Es ist ganz verkehrt und es verschlimmert und verlängert das Leiden, wenn man dem Patienten, auch wenn es gut gemeint ist, Getränke und Nahrungsmittel aufdrängt. Das ist für die Umgebung oft eine schwere aber notwendige Geduldprobe. Wenn der Patient genesen ist, wird er alles an Essen und Trinken nachholen.
Blutungen im weiblichen Genitalbereich brauchen *Ipecacuanha*, wenn zugleich Übelkeit vorherrscht.
Warmes, besonders **feuchtes Warmwetter** löst die Leiden um *Ipecacuanha* aus.

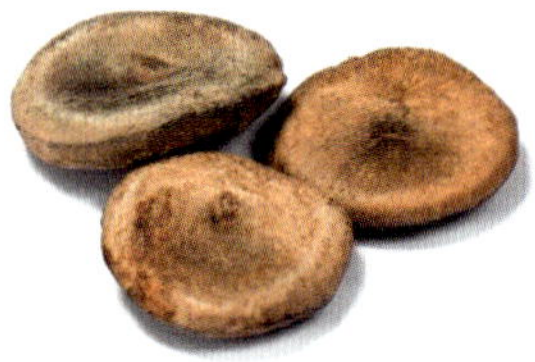

Abbildung 9, Nux vomica, Copyright DHU85

Nux vomica

Brechnuss

Dieses Mittel sollte viel häufiger im täglichen Zusammenleben verwendet werden. Die Haupteigenschaft von Nux vomica ist ein ***überreizter*** Gemütszustand. Diese nervliche Verstimmung bekommt vor allem die Umgebung zu spüren.

Ich erinnere mich an meine Mutter, wenn wir als Kinder gar nicht gut miteinander ausgekommen sind. Immer, wenn einer von uns Kindern für Unfrieden sorgte, wenn einem nichts gepasst hat, das Essen, der Küchengeruch, wenn ihm die anderen zu laut waren, das Lachen der Andern nicht ertragen wurde, wenn es dann zu unverständlichen Zornausbrüchen gekommen ist, wenn also einer von uns „grantig", nicht zum Aushalten, einfach ***unausstehlich*** war, dann nahm sie ihn bei der Hand, führte ihn in unser kleinstes Zimmer, zog die Vorhänge zu und verlangte, dass er sich jetzt ausschlafen soll, nachher wird alles wieder passen. Solche Verstimmungen gibt es natürlich auch bei den Erwachsenen. Da wird die Sache etwas komplizierter. Mit dem Schlafen gehen am helllichten Tag, mitten im beruflichen und gesellschaftlichen Getriebe, daraus wird nichts.

Die Verstimmung von Nux vomica beruht auf einer ***Überempfindlichkeit***. Alles, was im Umfeld des Betroffenen passiert, ist für ihn Anlass, sich aufzuregen. Alle Dinge, die uns im täglichen Leben begegnen und mit denen jeder von uns zu tun hat, stört ihn über die Maßen.

Er ist überempfindlich gegen Kälte und Zugluft. Enge Kleidung ist ihm eine Qual. Es scheint, dass er im falschen Land lebt, die falsche Ehefrau ausgewählt hat, sich andere Kinder gewünscht hätte und überhaupt mit Menschen zu tun hat, die nur nervig sind.

Beim Studium dieses Heilmittels können wir besonders eindrucksvoll jene Elemente entdecken, die zu akuten und chronischen Leiden führen.

Beginnen wir mit der Anlage des Menschen. Es sind Menschen mit einer gesteigerten Empfindlichkeit, also Personen, die von Natur aus mit einer sehr dünnen Haut oder dem berühmten ***zarten Nervenkostüm*** ausgestattet sind. Diese persönliche Überempfindlichkeit ist das

eine wichtige Element. Ist diese naturgegebene Reizbarkeit nicht vorhanden, wird Nux vomica für solche Menschen kaum ein Heilmittel sein.
Das andere Element ist nun das, was wir unter auslösenden Ursachen oder belastenden Einflüssen aus der Umgebung verstehen.
Dazu gehören nun der ***Mangel an Schlaf*** und sinnvoller Erholung, der Zeitdruck im Beruf, kurz ***Stress*** genannt aber besonders der Leistungsdruck, dem der moderne Mensch in einem unmenschlichen Maß ausgesetzt ist.
Dazu kommt oft noch ein weiteres krankmachendes Element. Um diesem nervösen Druck zu entgehen, neigen dann eben bestimmte Menschen dazu, sich mit verschiedenen Arten von Drogen zu zerstreuen. TV, Zigaretten, Alkohol, Schmerzmittel, Beruhigungsmittel und anstrengende Freizeitaktivitäten.
Damit sind wir beim eigentlichen auslösenden Übel, der ***Unmäßigkeit***. Alles, was wir unter Unmäßigkeit verstehen, führt in das Leiden des Menschen Nux vomica.
Ich zähle auf: zu viel und zu langes Sitzen, zu spät schlafen gehen, zu wenig Bewegung, zu viel vor dem Computer und TV, langes Studieren bis zum Morgen, zu viel Reden und Diskutieren, zu viel Sex und eine weitere Liste von unmäßigen Aktivitäten.
Diese Entwicklung erleben wir heute schon bei den Kindern und unübersehbar bei den Jugendlichen und fast haben wir uns schon damit abgefunden, bei den Erwachsenen. In den letzten Jahren erfasst diese Entwicklung zunehmend auch das weibliche Geschlecht.
Was sind nun im einzelnen die Symptome, die nach Nux vomica verlangen.
Im Zentrum der körperlichen Beschwerden stehen der **Magen** und der Darm. Sodbrennen, Blähungen, Magenschmerzen, die am Schlaf hindern, Magengeschwüre, die nach Jahren in Magenkrebs übergehen können, Stuhlverstopfung, ***Hämorrhoiden*** und ***Leberleiden***. Häufig gehen die Störungen im Bauchraum mit Rücken- und Kreuzschmerzen einher. Die damit auch verbundenen sehr häufigen Kopfschmerzen verleiten diese Patienten dazu, gewohnheitsmäßig Schmerzmittel zu konsumieren.

Die Empfindlichkeit zeigt sich auch in der Neigung zu Erkältungskrankheiten. Typisch sind dabei die ***trockene Nase*** (Stockschnupfen, Schmerz an der Nasenwurzel) und der trockene Hals.
Alle hier nun angeführten Beschwerden sind von der charakteristischen unangenehmen Überempfindlichkeit und Reizbarkeit begleitet.
Mit kurzen Worten ist Nux vomica das Heilmittel von Leiden, die sich als Folgen unmäßiger Lebensweise und Lebensgewohnheiten einstellen.

Wann und wie oft ist es zu geben?
Sofort nach Unmäßigkeit und immer dann, wenn die Umgebung eine ***gereizte*** Verstimmung zu spüren bekommt.
Es ist ein wunderbares, viel zu selten verwendetes Heilmittel.

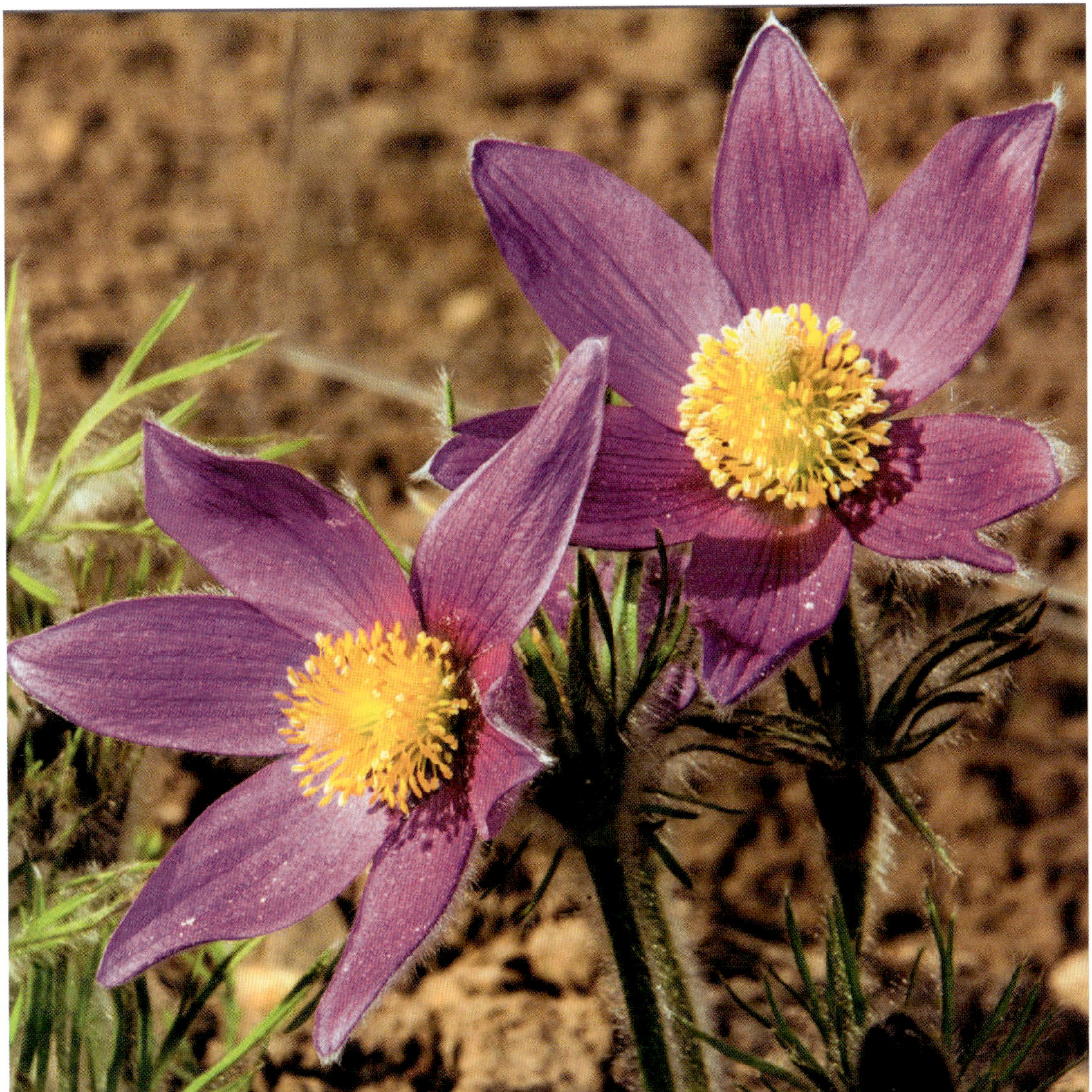
Abbildung 10, Pulsatilla, Copyright DHU89

Pulsatilla

Anemone pratensis
Küchen- oder Kuhschelle

Volksnamen: Grantiger Jaga (missgestimmter Jäger), Heuschlafen, Osterblume, Schlafblume, Schlafsack, Siebenschläfer

Pulsatilla ist eines der häufigsten Mittel im Alltag. Bei den allermeisten akuten und subakuten Erkrankungen im Bereich der Schleimhäute ist Pulsatilla das erste und hilfreichste Heilmittel. Ob die Bindehaut der Augen betroffen ist, ob es aus der Nase oder aus den Ohren fließt, oder wenn aus der Lunge ein lockerer Schleim kommt, dann denken wir zuerst an Pulsatilla.
Ebenso brauchen die akuten Symptome am Magen, am Darm, an der Blase und besonders der Harnröhre und auch an den Sexualorganen bei Mann und Frau dieses Heilmittel.
Pulsatilla ist das häufigste Mittel aller Arten von ***Katarrhen*** (griechisch καταρρεῖν katarrhein, herunterfließen).
Die ***Absonderungen*** erscheinen nicht gleich am Beginn der Erkrankung, sie ***kommen allmählich***, erst einige Stunden nach der schädigenden Einwirkung. Infolge antibiotischer Behandlung und nach grober Unterkühlung kann sich die Ausscheidung verzögern oder sogar stocken. Die angestauten Absonderungen führen dann z.B. im Ohr zur Mittelohrentzündung.
Die häufigsten Mittel bei Ohrenschmerzen sind Aconit, schreit vor Schmerzen, wirft sich hin und her, Belladonna brüllt vor Schmerzen und Chamomilla, tritt mit den Füßen, während Pulsatilla ***klagt und jammert***.
Die Absonderungen sind ***zuerst schleimig, später eitrig***, ihre Farbe ist zuerst weiß, dann gelb und später grün. Sie sind eher locker, oft auch ***dick***, aber nicht scharf, sondern ***mild***.
Der Magenkatarrh zeigt sich durch Erbrechen, Darmkatarrhe durch Durchfälle. Speiseeis und ***fette*** und verdorbene ***Speisen*** sind meistens die auslösende Ursache.
Beschwerden im Magen und Darm sind die häufigste Ursache von

Schlafstörungen. Wie die kleinen Kinder können auch die Erwachsenen nicht schlafen, wenn sie „Bauchweh" haben.
Die Erkrankungen an den Luftwegen rühren von Unterkühlungen nach Durchnässung und ***Windwetter*** her.
Menschen, die immer wieder Pulsatilla brauchen, sind sehr empfindlich gegenüber Hitze und auch Kälte. Warme Räume sind fast unerträglich. Sie verlangen nach frischer Luft. Umgekehrt sind sie zugleich empfindlich gegen Kälte. Pulsatilla wird daher auch ***Aprilmittel*** genannt oder wie der Volksname schon verkündet, Osterblume.
Der Kreislauf ist bei solchen Menschen eher träge. Nach reichlich Bewegung im Freien bessern sich sofort alle Beschwerden. Der schwache Kreislauf begünstigt auch Gliederschmerzen, die sich naturgemäß ***bei laufender Bewegung bessern***.
Die Empfindlichkeit des Patienten, dem Pulsatilla eine große Hilfe ist, zeigt sich auch im seelischen Bereich. Rohe und gefühllose Worte lösen ein Meer von Tränen und Klagen aus. Die Klagen anhören und den Patienten trösten führen augenscheinlich zur Heilung.
Viele Beschwerden in der Schwangerschaft, Übelkeit, Erbrechen, Entzündungen der Harnwege, Hautausschläge, Kreuzschmerzen, Schwellungen der Beine, Steißlage, traurige, verzagte Verstimmungen etc. bessern sich sehr bald durch dieses große Heilmittel. Ebenso ist es ein dankbares Mittel in der Pubertät bei verzögerter Menstruation und bei traurigen Verstimmungen in dieser Lebensphase.
Im wesentlichen sind die Eigenschaften von Pulsatilla die besondere ***Empfindlichkeit*** auf die Umgebung und die Neigung zu ***Katarrhen***.
Die homöopathischen Ärzte hatten schon seit den Anfängen der Homöopathie entdeckt, dass bestimmte Heilmittel entweder für Frauen oder für Männer mehr geeignet sind. Pulsatilla hatte sich bald als besonders wertvoll für das weibliche Geschlecht erwiesen. Die besondere Empfindlichkeit und die Neigung zu Tränen ist den Frauen eher eigen. Pulsatilla wird daher zu den Frauenmitteln gerechnet. Dennoch ist Pulsatilla auch ein Mittel für Jünglinge und Herren.

Mumps

Parotitis, Entzündung der Ohrspeicheldrüse, wird durch ***unmäßigen Genuss*** von ***fettreichen Speisen***, vor allem von Schweinefleisch hervorgerufen. Alle Speicheldrüsen müssen dann sehr viel Speichel erzeugen, um das Fett für die Verdauung aufzulösen. Kinder und junge Erwachsene reagieren da heftig, auch mit Fieber. Die Speicheldrüse vor dem Ohr und oft auch die Speicheldrüsen am Unterkiefer schwellen an. Die Kranken bekommen ein typisches Aussehen. Wegen der Schwellung vor dem Ohr hat die Krankheit ihren Namen erhalten. Z. B. Ziegenpeter in Deutschland, Mumps, englisch mump, stumm und verdrießlich, „Sauschädelkrankheit“ in der Steiermark. Beim älteren Menschen reagiert nach fettreichen Speisen meist nur die Bauchspeicheldrüse mit entsprechenden Symptomen. Zu Mumps kommt es oft nach geselligen Essgelagen. Weil danach oft mehrere Personen erkranken, wird Mumps für ansteckend gehalten. Diese Kranken brauchen Pulsatilla, sie genesen sehr bald, wenn sie wenig zu essen bekommen.

Eine typische Geschichte von Pulsatilla:

Im Frühjahr 2006 gab es in Paternion, Oberkärnten, einen Ausbruch von Mumps. Vorausgegangen war eine nächtliche „Osterparty“. Hier gab es gleich mehrere auslösende Faktoren, üppiger Konsum von fettreichen Fleischspeisen, unmäßiger Genuss von alkoholischen Getränken, Schlafentzug und die entsprechend der Jahreszeit nächtlichen kalten Temperaturen. Die Virologen eines sehr renommierten Viruslabors interpretierten diesen Mumpsausbruch anders. Die vielen Menschen, die da versammelt waren, hätten die Viren ausgehustet und so mittels „Tröpfcheninfektion“ auf die gesunden Menschen übertragen.- Es ist schon eigenartig, dass einige junge Menschen genau in derselben Ortschaft, genau zur selben Zeit gleichzeitig erkranken, genau nach einer großen nächtlichen „Esserei“. Da muss man doch an ein zufällig aufgetauchtes Virus denken, - oder?

Masern

Masern sind eine Erkältungskrankheit mit typischen Hautausschlägen. Pulsatilla nimmt bei der Behandlung von Masern einen hohen Rang ein. Pulsatilla ist eben ein großes Mittel und ist auch bei vielen andern Leiden ein vorzügliches Heilmittel.
Beschäftigen wir uns also mit Masern. Sie haben den Namen von den typischen roten fleckigen Hautausschlägen. Der Name geht auf das germanische Wort maser zurück, mit dem die flammende Rötung, die Maserung des Holzes bezeichnet wird.
Masern treten fast nur in der kalten Jahreszeit auf, ***meistens am Ende des Winters***. Wir können Masern also zu den Erkältungskrankheiten zählen. Reizung der Hornhaut, Katarrhe der Bindehaut, des Halses, der Ohren und der Bronchien, in schweren Fällen auch Lungenentzündung sind dabei das eigentliche Leiden. In früheren Notzeiten waren sie auch bei uns häufig und auch schwer und in den armen Ländern sind sie es auch noch heute.
Neben der Kälte liegen die tieferen Ursachen in einem ***Mangel an Vitaminen***, besonders an ***Vitamin A***. Selbst die WHO empfiehlt Vitamin A-Präparate bei schweren Masern in den armen Ländern. Im Winter und besonders gegen Ende der kalten Jahreszeit haben wir nicht mehr die frischen, vitaminreichen Nahrungsmittel, welche die Kinder besonders benötigen. Kinder, die ausreichend mit vitaminreichen Speisen versorgt sind, erkranken auch infolge von Unterkühlungen mit Fieber und Katarrhen, aber die Hautausschläge bleiben aus. Die Hautausschläge zeigen eben den Mangel an Vitaminen an. Kinder und junge Erwachsene reagieren bei fieberhaften Erkrankungen allgemein mit Ausschlägen. Im späteren Alter reagiert das Immunsystem nicht mehr so heftig.
Dann gibt es noch die Impfmasern. Diese werden eben durch die Impfung selbst verursacht. Es ist dies eine furchtbare Verirrung der Heilkunde. Impfungen belasten das Immunsystem und schwächen die Körperabwehr. Wird in der kalten Jahreszeit geimpft, sind die schädlichen Wirkungen gefährlicher. Weil Masern gehäuft auftreten, gelten sie als ansteckend. Sind denn

dann die zur gleichen Zeit an Fieber und anderen Katarrhen ohne Hautausschläge erkrankten Kinder nicht angesteckt worden? Der Mensch neigt dazu, sich mit simplen oder mythischen Erklärungen zufrieden zu geben. Statt von einer Erkältungskrankheit mit roten fleckigen Hautausschlägen zu sprechen, wird dann für das Lehrbuch eine eigene Krankheit mit vielerlei Symptomen kreiert. Für alle im Lehrbuch angeführten Symptome wird dann noch ein ominöses Virus als Verursacher angenommen.
Warum ist nun Pulsatilla das Heilmittel? Es wird auch das Aprilmittel genannt. Einmal ist es bereits zu warm und dann kann es eben auch wieder sehr kalt werden. Es ist das Mittel für Menschen, die gegen wechselnde Temperaturen und rauhes Wetter sehr empfindlich sind. Andere Heilmittel bei Masern sind dann noch Bryonia, Euphrasia, Carbo vegetabilis, Sulfur etc.

Rhus toxicodendron
Giftsumach

Die Blätter dieses Strauches bewirken auf der Haut Ausschläge, wenn die Blätter feucht sind.
Ein Mittel, das **bei feuchtem und nassem Wetter** benötigt wird.

Als Heilmittel wirkt es bei Erkrankungen der fibrösen Gewebe. Es wirkt bei Entzündungen der Sehnen, Sehnenscheiden, Muskelscheiden und Gelenkskapseln. Ebenso ist es bei Entzündungen des Herzbeutels, des Herzmuskels, der Muskulatur der Harnblase und auch der Hirnhaut ein verlässliches Remedium. Dieses lateinische Wort bedeutet wörtlich zur Mitte zurückführen. Mit der Mitte bezeichneten die alten Ärzte das Wohlbefinden oder den Frieden und die Ordnung im Organismus.

Rhus tox ist dann das richtige Heilmittel, wenn alle diese Störungen durch körperliche **Anstrengung** ausgelöst werden.

Ein wichtiges Kennzeichen des Leidens, das nach *Rhus tox* ver-

langt, ist die Besserung durch **laufende** Bewegung. So ist z. B. am Morgen das Fußgelenk angeschwollen und schmerzhaft. Ein Gehen überhaupt erscheint zunächst undenkbar. Doch nach mehreren vorsichtigen Schritten, scheinen die Schmerzen zur Verwunderung nachzulassen; und im Laufe der nächsten Stunden sind die Schmerzen bald vergangen.
Sehr oft sind die Fußgelenke betroffen.
Viele sogenannte Fersenspornprobleme schwinden durch *Rhus tox.*
Wenn nur ein einziges Gelenk betroffen ist, ist *Rhus tox* häufig das erste Mittel. Die Mediziner sprechen dann von Monarthritis (Ein einziges Gelenk ist entzündet).
Bei fieberhaften Gelenksentzündungen kommt es oft zu anfallartigem und starkem Frostgefühl, danach folgt ein Hitzegefühl und ein Schweißausbruch, der das Befinden bessert.
Wenn die kalte Jahreszeit kommt und besonders bei feuchtem und nassem Wetter begegnen wir der Grippe. Grippe ist in erster Linie eine Erkältungskrankheit, besonders dann, wenn **Überanstrengung** und **Unterkühlung** und **Durchnässung** vorausgegangen sind. Meist passiert das nach Durchnässung der Füße. Bei dieser Form der Grippe hat der Patient das Gefühl, er ist schon wieder gesund, wenn er herumgeht. Aber schon nach leichtester Anstrengung spürt er, dass er müde wird, die für die Grippe typischen Schmerzen in den Muskeln nehmen wieder zu. Auch das Fieber beginnt wieder anzusteigen.
Wie bei anderen fieberhaften Krankheiten können auch die Hirnhaut und sogar das Gehirn betroffen sein. Dabei besteht ein ungewöhnlich starkes **Schlafbedürfnis**. Der Patient kann auch verwirrt sein. Patienten, die an Grippe erkrankt sind, brauchen körperliche Schonung. Wenn sie das Bett nicht hüten und sich körperlich anstrengen, dann kann es eben zu Entzündungen im Herz und Gehirn kommen. Dies aber insbesondere dann, wenn starke fiebersenkende Medikamente wie *Phenacetin*, *Ibuprofen* oder *Diclofenac* verwendet werden.
Nächtliches Einnässen in der feuchten und kälteren Jahreszeit bessert sich durch *Rhus tox.*
Wenn es nach Anwendung von nierenbelastenden Medikamenten wie Antibiotika und Fiebermitteln zu Hautausschlägen mit Bläschen oder

Blasen kommt, dann kann Rhus tox das rettende Heilmittel sein. **Fieberblasen** nach körperlichen Überanstrengungen, Bergtouren und ähnliches verlangen nach *Rhus tox*.

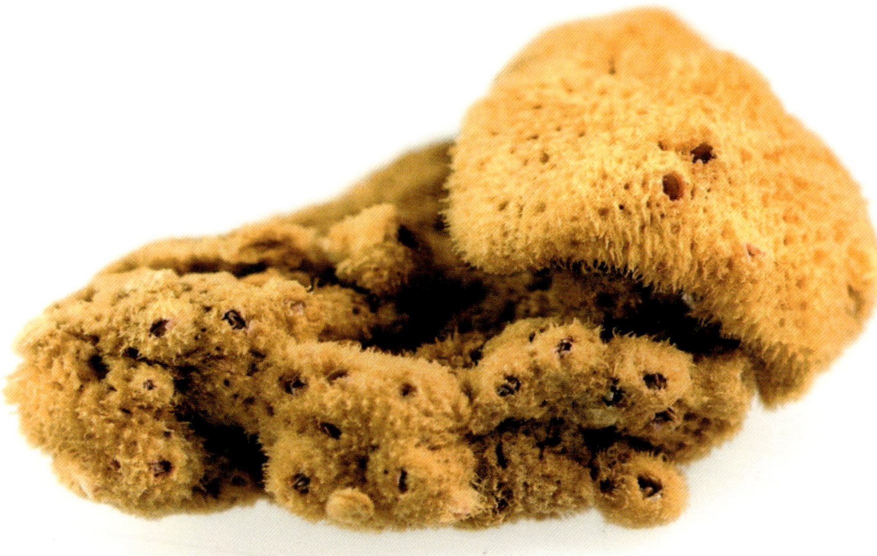

Abbildung 11, Spongia, Copyright DHU98

Spongia tosta
Badeschwamm

Wächst am Korallenriff und enthält die Halogene Jod, Brom und Chlor und andere Minerale.
Für die Wirkung von *Spongia* ist der Anteil der Halogene entscheidend. Halogene haben eine besondere Beziehung zum Kehlkopf und zur Schilddrüse.
Pseudokrupp ist eine Erkältungskrankheit!
Mit dem Namen Pseudokrupp wird eine akute Kehlkopferkrankung bezeichnet. Dabei sind die Stimmbänder angeschwollen. In der Vergangenheit, in den Zeiten der Mangelernährung und unzureichend beheizter Wohnungen war der Verlauf dieser Krankheit gefährlich. Der Name Krupp wurde für die echte und schwere Verlaufsform, der Kehlkopfdiphtherie verwendet. Der Name Krupp ist offensichtlich eine lautmalerische Kreation. Das **Geräusch** des Hustens erinnert an ein **Sägen eines trockenen Holzes**. Die Stimmlippen sind geschwollen und der Luftstrom beim Einatmen erzeugt nun infolge der verengten Stimmritze dieses typische Geräusch. Pseudokrupp soll andeuten, dass es sich nicht um einen sehr gefährlichen Zustand handelt.
Die Behinderung der Atmung kann dazu führen, dass infolge des behinderten Einatmens die Räume zwischen den Rippen eingezogen werden. Die Angst, die bei diesem Husten auch die Angehörigen erfasst, verschlimmert auch die Atemnot des kleinen Patienten. Dieses Leiden kommt **für gewöhnlich nur zwischen dem dritten und sechsten Lebensjahr** vor. Nur bei sehr kränklichen und schwächlichen Kindern kann der Pseudokrupp eine ernste Gefahr werden.
Spongia ist nun ein spezifisches Heilmittel für dieses Leiden. Oft ist schon tagsüber ein Schnupfen vorhanden. Wenige Stunden nach dem Einschlafen erwachen die Kinder mit dem beunruhigenden Geräusch und der Atemnot.
Als erstes rate ich zu einer Gabe *Aconit*. Oft reicht dieses Mittel allein. Es mildert auch die verständliche Angst der Angehörigen und des Patienten. Ebenso wichtig ist es, für frische kühle Luft zu sorgen; Fenster auf oder noch besser ins Freie! Wenn das Geräusch noch etwas anhält,

dann ist eine Gabe *Spongia* anzuschließen. Es sind nur bestimmte Kinder, die an einem Pseudokrupp erkranken. Diese haben offenbar eine anlagebedingte Neigung zu diesem Leiden.
Auslösend für Pseudokrupp ist **kaltes, trockenes Wetter**. Deswegen hilft hier auch **Aconit**. Nach dem ersten Pseudokrupp empfehle ich daher *Spongia D 12* für 14 Tage als Kur täglich zu geben. Und wenn kaltes trockenes Wetter zu erwarten ist, dann empfehle schon tagsüber 2 Gaben.
Spongia ist auch ein Heilmittel bei Entzündungen der Hoden und der Schilddrüse. Für die Erkrankungen im Alltag ist *Spongia* das sicherste Heilmittel beim Pseudokrupp.

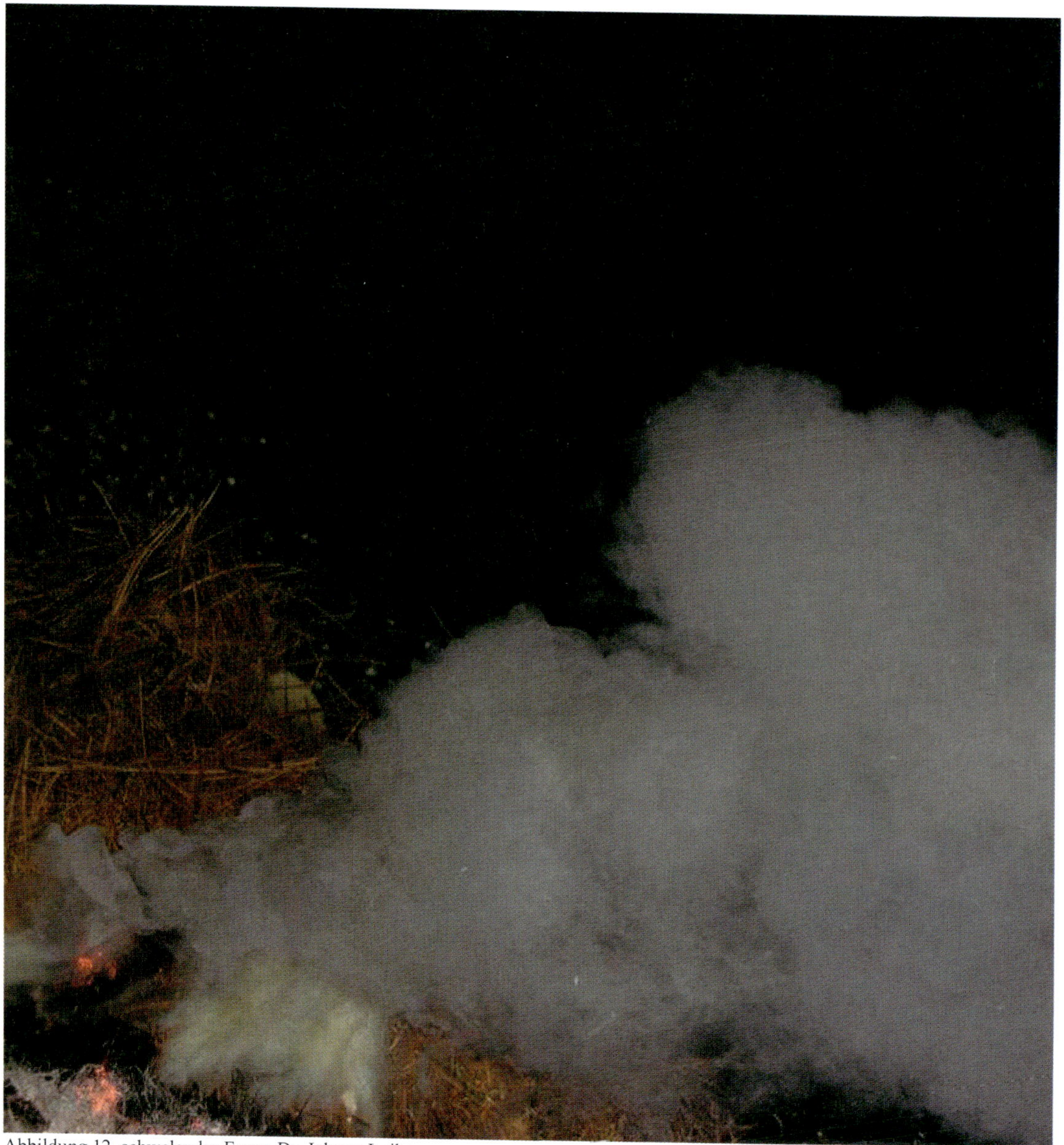

Abbildung 12, schwelendes Feuer, Dr. Johann Loibner

Sulfur

Es ist das häufigste und erfolgreichste Mittel in der Homöopathie. *Sulf* wird deswegen auch der König der Arzneien oder der Fürst aller Heilmittel genannt.
Wenn passende Heilmittel nicht zum Erfolg führen, bringt *Sulf* die Wende. Für den Energiestoffwechsel von anaeroben Mikroorganismen spielt *Sulf* eine wesentliche Rolle. Lebensprozesse, die in sauerstoffarmen Bedingungen ablaufen, benötigen *Sulf.*

Charakteristisch von *Sulf* ist, dass **sich die Leiden hinziehen**.
Es ist wie ein schwelendes Feuer. Im Wort *Sulfur* steckt das Wort schwelen. Es ist kein energiereiches Feuer, das klar und prasselnd brennt. Es ist ein träges Feuer, das nur Rauch und stickige Luft erzeugt. Die Heilreaktionen, wie wir sie beim Gesunden sehen, das Fieber, die Ausscheidungen, die **befreienden Absonderungen kommen nicht in Gang**.
Es ist daher das wichtigste Mittel bei Erkrankungen, die als **Folge von Unterdrückung** der natürlichen Heilprozesse entstehen. Unterdrückende Medikamente sind besonders Antibiotika. Mittel, die Fieber, Ausscheidungen, Schwellungen also alle jene Reaktionen des Körpers auf eine Schädigung von außen hin stark niederhalten oder unterdrücken, verzögern oder behindern die Heilung. Diese Medikamente vermindern oder beseitigen im Augenblick die Symptome der Krankheit und bewirken nur eine Scheinheilung. Sie sind auf jeden Fall eine Belastung des ohnehin schon angegriffenen Organismus.
Sulf bringt die sinnvoll ablaufenden und notwendigen Heilreaktionen wieder zum Leben.
Heilvorgänge werden auch durch verschiedene andere Substanzen unterdrückt. Dazu gehören Alkohol, im Unmaß konsumierte Genussmittel, starke Drogen, Gifte aller Art etc. Deswegen ist *Sulf* bei Kindern und Jugendlichen zu geben, die **schon früh zu Alkohol neigen**. Aber auch bei bereits bestehender **Alkoholsucht ist es das erste Heilmittel**.

Charakteristisch von Sulf ist, dass sich die Leiden hinziehen.
Es ist wie ein schwelendes Feuer. Im Wort Sulfur steckt das Wort schwelen.

Auch Überanstrengungen während akuter Krankheiten wirken unterdrückend.
Seelische Verletzungen, Kränkungen aller Art, hemmen ebenso die Genesung. Wenn Ärzte oder andere Menschen, die in der Heilkunde arbeiten, falsche pessimistische Diagnosen und Prognosen verkünden, kann die Heilung sehr erschwert werden.
Die Unterdrückung der Heilvorgänge passiert auch dadurch, dass die mit der Vernunft erkennbaren Verhaltensregeln während einer Krankheit nicht befolgt werden oder befolgt werden können. Es ist also für die körperliche Schonung, ausreichend Schlaf, die passende Ernährung und die seelische, soziale und körperliche Ruhigstellung zu sorgen.
Einseitige Ernährung und vor allem ständige Unterernährung verhindern die Heilung selbst der harmlosesten Leiden.

Die unerlässlichen und begrüßenswerten Heilprozesse, wie Fieber, Ausscheidungen, Blutandrang, Schwellungen etc. soll der Heilkundige als Feuerwerk des gesunden Organismus verstehen.

Mit sanften Heilmitteln und mit den richtigen Anordnungen zur Pflege und zum Verhalten der Kranken erreichen wir auf schnellstem Wege die Wiederherstellung der Gesundheit.
Wann immer unterdrückende Maßnahmen dem aktuellen Leiden vorausgegangen sind, ist *Sulf* das erste Heilmittel. *Sulf* entfacht die glosende Glut der niedrigen Lebenskraft zum hellen energiereichen Feuer, das die Krankheitsstoffe verbrennt.
Was sehen wir bei Menschen, die *Sulf* brauchen?
Rötung der betroffenen Körperpartien und der Umgebung von **Körperöffnungen**: Auge, Gehörgang, Nase, Mund, Brustwarzen, Anus, Harnröhre, äußere Genitalregion.
Die Patienten klagen über ein **Brennen und Jucken** der betroffenen Bereiche.
Sie haben das Gefühl, nicht schwer krank aber auch nicht gesund zu sein. Sie bekommen **nicht richtig Fieber**, das die Krankheit ausheilen könnte.
Alle Leiden, die **infolge von antibiotischer Behandlung** auftreten,

verlangen *Sulf.* Das sind Durchfälle, Hautauschläge, Asthma, das Fehlen von Fieber, nicht ausgeheilte Katarrhe von Bronchien, Darm, Blase etc.
Ein Problem, das immer häufiger wird, sind **hartnäckige Entzündungen im weiblichen Genitalbereich** als akute **Folgen von antibiotischer Behandlung**. Die Frauen leiden dabei an übelriechendem Ausfluss oder trockener Schleimhaut mit quälendem Juckreiz und brennenden Schmerzen. Mittel, die gegen Genitalpilz versucht werden, verschleppen das Problem, führen aber nicht zur Heilung.
Die heute so oft zitierten Krankenhaus- oder Spitalskeime entstehen als logische Folge nach Anwendung bestimmter Antibiotika. An die Stelle der aeroben Bakterien treten nun anaerobe Bakterien auf. *Sulf* erhöht nun die Konzentration von Sauerstoff, die aeroben Bakterien können nun wieder ihre Aufräumarbeit aufnehmen.
Neben Antibiotika bewirken auch stark fiebersenkende Mittel wie *Ibuprofen*, *Diclofenac*, *Phenacetin* etc. unterdrückend. Entzündungen von Hirnhaut und Gehirn sind dann die Folge. Alle fieberhaften Erkrankungen, wie Grippe, Mumps, Masern etc. können durch diese unterdrückenden Eingriffe zu Meningitis und Enzephalitis führen. Es handelt sich hier nicht um Komplikationen, die für Grippe, Masern, Mumps etc. typisch sind, sondern sie sind eben die Folge von verschiedenartiger Unterdrückung. In all diesen Fällen stellt *Sulf* die gesunden Heilreaktionen wieder her.
Hämorrhoiden, Krampfadern der Beine aber auch der Speiseröhre gehen auf Stauungen des venösen Blutes zurück. **Brennende Fußsohlen** und **Unruhe der Beine am Abend** nach dem Niederlegen verlangen nach *Sulf.*
Sulf befreit die geplagten Frauen von den Hitzewallungen im Klimakterium weitaus besser als die Behandlung mit Sexualhormonen. Diese bewirken wieder eine Unterdrückung, die zu frühem Schlaganfall, Herzinfarkt und Krebsleiden führen können.

Bei den meisten Krankheiten, die sich also über längere Zeit hinziehen, ist *Sulf* unentbehrlich.

Ein Fallbericht

Eine junge Frau hat seit zwei Jahren ein Blasenproblem. Sie spürt ständig einen leichten Harndrang. Dieser Drang lässt auch nach der Harnentleerung nur etwas nach. Manchmal empfindet sie vor und nach dem Urinieren leichte Schmerzen in der Region der Harnblase. Sie ist aus einer Familie, in der es viele Ärzte gibt. Sie hatte bereits etliche antibiotische Behandlungen hinter sich. Die Beschwerden gehen dann immer nur für kurze Zeit zurück.

Das Leiden hat während eines Sommerurlaubs in Griechenland begonnen. Sie erinnert sich genau daran, wie es begonnen hat. Es war eine kühlere Nacht im Zelt und sie war vielleicht noch etwas durchnässt. Am Morgen hatte sie heftige Schmerzen und musste sehr häufig urinieren. Anfangs war der Harn etwas blutig. Sie hatte sofort Antibiotika erhalten. Erst nach einem Tag waren die Beschwerden verschwunden. Allerdings ist sie seither nie mehr richtig beschwerdefrei geworden.

Ich selbst war noch am Beginn meiner homöopathischen Praxis. Dazu kam das Wissen, dass meine Behandlung in dieser Arztfamilie ganz sicher sehr kritisch und skeptisch beobachtet würde. Jedoch die beiden Symptome Unterdrückung eines Leidens durch Antibiotika und der langwierige Verlauf ließen keine Zweifel aufkommen. Ich verordnete *Sulfur*. Ihre Angehörigen und selbst ich konnten es beinahe nicht glauben. Das Problem war mit einem Schlag für immer vorbei.

Anhang

Erkältungskrankheiten

Zur Soforthilfe bei Erkältungskrankheiten eignen sich Wasseranwendungen hervorragend.
Nicht immer findet man das passende homöopathische Mittel, Wasser ist jedoch immer da.
Bevor wir aber das Wasser richtig anwenden, wollen wir überlegen, wie es überhaupt zu Erkältungskrankheiten kommt.
Erkältungskrankheiten sind Krankheiten, die infolge Kälteeinwirkung entstehen.
Die Unterkühlung oder die Erkältung sind physikalische Begriffe. Sie selbst sind noch nicht die Krankheit. Erst das Frostgefühl, dann das Fieber, Schwäche, Schmerzen und später noch die Ausscheidungen, die Katarrhe, also Husten, Schnupfen, Verschleimungen etc. nennen wir die Erkältungskrankheit.
Was alles sind nun Erkältungskrankheiten?

Mittelohrentzündung, Schnupfen, Nebenhöhlenkatarrh, Husten, Pseudokrupp, Grippe, eitrige Angina, Scharlach, Diphtherie, Kehlkopfentzündung, Keuchhusten, Masern, Röteln, Lungenentzündungen, Blasenentzündungen etc. das alles sind in erster Linie Erkältungskrankheiten. Sie treten nach vorausgegangenen Unterkühlungen auf.

Aber auch sehr viele akute rheumatische Leiden, Zahnschmerzen, Hexenschuss, Gelenksentzündungen, Ischias, Nervenentzündungen, Gesichtslähmungen etc. zählen wir zu den Erkältungskrankheiten, weil eben eine Unterkühlung die akuten Leiden ausgelöst hat.

Wie nun hole ich mir eine Erkältungskrankheit?
Was muss ich tun, damit ich mich sicher unterkühle?

1. **Durchnässung** ist die intensivste Kälteeinwirkung. Dazu gehören die durchnässte Kleidung, das Schwitzen und natürlich auch das nasse Wetter.
2. **Überhitzung!** Die häufigsten Erkältungen ereignen sich heutzutage bei uns durch Überhitzung. Das führt zu mehr oder weniger Schweißbildung. Wenn dann der Körper auch nur leicht durchnässt ist, kommt es, ohne dass wir es merken, zu einer empfindlichen Unterkühlung.
   a. Körperliche Anstrengung mit Schwitzen
   b. In zu warmen Räumen
   c. Zu warm angezogen
   d. Heißes Bad
      i. Hallenbad
      ii. Therme
3. Aufenthalt in kalter Umgebung
   a. a. Im Freien
   b. b. In kalten Räumen
4. **Zugluft und kalter Wind** sind nicht für alle Menschen gleich schädlich. Gefährlich sind aber Zugluft oder Windwetter nach Durchnässung. Dies ist häufig nach dem Besuch beim Friseur, nach Baden im Freien und zu intensives Verwenden der Klimaanlage der Fall.
5. Zu welcher **Tageszeit?** Unterkühlungen am Abend sind bei weitem die erste Ursache für eine Erkältungskrankheit. Am Abend geht die eigene Körpertemperatur zurück. Die Regulation der Wärme stellt sich offenbar auf den Ruhzustand, den Schlaf ein. Unterkühlungen am Morgen haben viel weniger Folgen. Die körpereigene Temperatur steigt bis Mittag an und hält diese Temperatur bis 15 Uhr. Ab dieser Zeit bis Mitternacht sinkt dann die eigene Körperwärme.

Auch die Temperatur im Freien steigt bis kurz nach Mittag und fällt dann bis Mitternacht.

6. **Schlafmangel** bringt die Wärmeregulation durcheinander. Zu wenig Schlaf über eine oder mehrere Nächte erhöht die Anfälligkeit für Erkältungskrankheiten.
7. **Verstimmungen im Magen- und Darmbereich** beeinträchtigen ebenso die Bildung der Wärmereserven und schließlich
8. **Seelische Aufregungen** aller Art wirken sich natürlich auf die Wärmekapazität aus.

Wie kann ich nun Erkältungskrankheiten vermeiden?

Erkältungsanfällige Personen, Kinder wie Erwachsene sollen

- In den kalten Monaten von September bis Anfang Mai am Abend kein heißes Bad nehmen; das gilt ebenso für die heiße Dusche. Besonders empfindliche Menschen sollen nicht am Abend Kopf waschen
- Jede Dusche, jedes Bad kalt beenden
- Nach Besuch von Hallenbädern kalt duschen; das gilt besonders nach Besuch von Thermen
- Nach Durchnässung sich sobald wie möglich umziehen[2]
- Bald, nach körperlicher Anstrengung sich wärmer anziehen
- Am Abend die Raumtemperatur etwas erhöhen. Wir machen da keine Bewegung mehr.
- Kleidung
  - In der Übergangszeit eine lange dünne Jacke
  - In der kalten Zeit eine lange dicke Jacke
  - Im Kindergarten, in der Schule, im Büro etc. wie im Wohnzimmer
- Täglich mindestens eine halbe Stunde Bewegung im Freien

---

2 Das klingt selbstverständlich, wird aber viel zu selten befolgt

Eine vollwertige Ernährung ist unerlässlich. Nicht wenige Menschen werden erst dann widerstandsfähig, wenn sie auf **pasteurisierte Milch** und auf Käse aus pasteurisierter Milch **verzichten**.
Zucker und Weißmehlprodukte entziehen dem Körper wesentliche Schutzstoffe. Diese sind daher **auf ein Minimum einzuschränken**.

Wir kennen alle diese Regeln der Vorbeugung genau und wir bemühen uns mit aller Sorgfalt die Fehler zu vermeiden, die zur Erkältung führen können. Aber irgendwann haben wir uns zu lange in der Kälte aufgehalten, waren durchnässt oder haben uns nicht sofort umgezogen. Manchmal nehmen wir sogar bewusst wahr, dass wir uns jetzt unterkühlen. Die allererste Hilfe ist dann oft noch *Aconit*. Hatte die Unterkühlung jedoch schon länger angehalten, dann spüren wir, wie die Erkältungskrankheit bereits fortschreitet. Schmerzen im Hals, Hustenreiz, Gliederschmerzen und so weiter. Neben den nun sicher wirksamen Arzneien aus der Hausapotheke können wir zur Ergänzung die heilsamen Wasseranwendungen zu Hilfe nehmen.

Wasseranwendungen

Neben den Arzneien der homöopathischen Hausapotheke sind Wasseranwendungen nach Sebastian Kneipp oft die ersten und überaus nützlichen Heilmittel. Das Ziel dieser Anwendungen ist es, die erkrankten Regionen und den Körper insgesamt zu erwärmen. Einem kurzen Kältereiz muss eine längere Wärmezufuhr folgen. Das bewirkt eine bessere Durchblutung und eine Erwärmung der betroffenen Bezirke. Damit werden die notwendigen, energetischen und immunologischen Heilprozesse beschleunigt. Noch einmal, es geht bei den Wasseranwendungen nicht darum, das Fieber hinunterzudrücken. Es geht darum mit kurzen Kältereizen und anschließender allgemeiner und kräftiger Erwärmung die fieberhafte Erkrankung zu mildern und den Heilprozess zu unterstützen.

Die Praxis der Wasseranwendungen

Wir müssen uns dazu die Zeit nehmen und sie in Ruhe und wohl vorbereitet durchführen. Patienten, die sonst gesund und von kräftiger Natur sind bekommen stärkere Anwendungen.
Zarte Naturen und kränkliche Menschen erhalten schwächere (kürzere und weniger kalte) Anwendungen. Anwendungen, die der jeweiligen Person (individuell) angepasst sind herauszufinden, ist dabei die hohe Kunst. Diese ist bei Interesse und durch Erfahrung für jeden Menschen mit gesundem Menschenverstand erlernbar.

Die Waschung am Oberkörper

Wir richten uns vorher warme Socken, wenn möglich Wollsocken, lange anliegende Unterhosen oder Overall und ein warmes Bett in einem warmen Zimmer. Das gilt für alle hier beschriebenen Anwendungen.
Ein kleines Tuch, (Waschlappen), wird ins kalte Wasser getaucht, einmal kurz ausgepresst, und damit Brust, Arme und Rücken kurz und kräftig waschen. Danach wird der Patient, ohne ihn lange trocken zu frottieren, mit Hemd, Overall oder mit einem dünneren und darüber einen dickeren Pullover angezogen. Je nach Zimmertemperatur soll der Patient mindestens mit einer oder besser mit zwei Decken wirklich gut eingehüllt werden.
Der Patient soll eine viertel bis halbe Stunde ruhen. Schläft er ein, so soll er schlafen, bis er von selber wach wird. Dies gilt auch für alle anderen Wasserbehandlungen.
Die Waschung am Oberkörper empfiehlt sich bei hohem Fieber, bei jedem Husten, Pseudokrupp, Keuchhusten, Asthmaanfall und drohendem Fieberkrampf.

Der Halswickel

Ein Stofftuch, am besten eine Windel wird ins kalte Wasser getaucht, wird sehr rasch und kurz ausgepresst, dann zu einem schmalen Streifen zusammengefaltet und um Hals und Nacken gelegt. Dieser feuchte

Wickel wird mit einem kleineren Tuch (Schal) und einem größeren Tuch umschlossen. Die feuchte Windel muss zur Gänze gut umhüllt sein.

Der Halswickel kann nach mehreren Stunden wiederholt werden. Er bessert alle Arten von akuten Entzündungen im Rachen, Mandelentzündungen, Halsschmerzen und auch die Entzündungen der Ohren.

Das nasse Hemd

Bei sonst gesunden Menschen mit kräftiger Natur wird das nasse Hemd überzeugend und befreiend wirken. Ein kurzärmeliges Hemd wird ins kalte Wasser getaucht, gut ausgepresst und dann angezogen. Danach wird vorgegangen, wie es bei der Waschung vom Oberkörper beschrieben ist.

Das nasse Hemd ist eine höchst wirksame Hilfe bei allen akuten Erkrankungen der oberen Körperhälfte und wie bei der Oberkörperwaschung beschrieben.

Das Wechselfußbad

Es gibt kein Antibiotikum, kein Schmerzmittel, das akute Erkrankungen der Harnwege so rasch lindert und auch heilt, wie ein Wechselfußbad.
Wir brauchen dazu zwei Gefäße, die so hoch sind, dass die Beine bis unter die Knie im Wasser sind. Ich empfehle die Fußbadewannen nach Kneipp zu erwerben. Sie sind in jedem Haushalt auch für andere Dinge praktisch zu verwenden.
In das eine Gefäß wird nun Wasser mit einer Temperatur von 40 Grad und in das andere Gefäß frisches kaltes Wasser gefüllt.
Der Oberkörper ist dabei leicht bekleidet. Ganz wichtig ist es, Wollsocken vorzubereiten.
Zehn Minuten werden die Beine im warmen Wasser und danach zehn bis fünfzehn Sekunden im kalten Wasser gebadet. Das Bad wiederho-

len Sie nun. Die Dauer dieses Wechselfußbads kann auch kürzer sein, je nach Jugend und körperlicher Verfassung.
Anschließend die Beine nur abstreifen, nicht länger trocken frottieren, und eine anliegende lange Hose und dicke warme Socken anziehen und eine halbe Stunde im warmen Bett, gut zugedeckt ruhen. Im Hochsommer könnte man sich statt warm einzukleiden und zu ruhen eine Viertelstunde laufen, um sich ganz zu erwärmen.

Die hier angeführten Anwendungen sind nur ein kleiner Auszug aus den vielen Möglichkeiten. Wenn Sie sich in die Wassertherapie vertiefen wollen, dann empfehle ich Ihnen das Buch „Gesundheit aus einem Guss“ Dr. Jürgen Birmanns, emu-Verlag 2009.

Quellen

- Julius Mezger, Gesichtete Arzneimittellehre
- William Boerike, Materia Medica
- Joseph-Amedee Lathoud, Materia Medica
- Ernest Albert Farrington, Klinische Homöopathische Arzneimittellehre
- Henri Voisin, Materia Medica
- Hahnemann Samuel, *Organon der Heilkunst*, Ausgabe 6 B, 6. Auflage, Haug Verlag, 1974
- Complete Millenium Repertory, Roger van Zandvoort
- Lehrbuch der biologischen Heilmittel, Gerhard Madaus, 1979 Georg Olms Verlag
- Gesundheit durch Heilkräuter, Richard Willfort, Rudolf Trauner Verlag Linz, 1959
- Gesundheit aus einem Guss, Dr. Jürgen Birmanns, emu-Verlag 2009

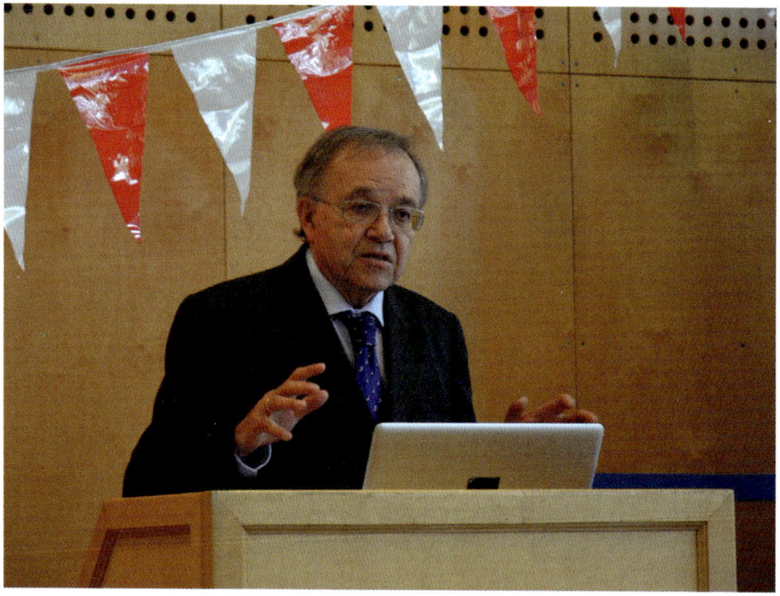

Dr. Johann Loibner

1944 geboren, verheiratet, 4 Kinder. Studium in Graz. Nach wenigen Jahren Tätigkeit in der Kassenpraxis Studium der Homöopathie und Kneipp Medizin. Acht Jahre lang hielt er Vorträge zur Homöopathie für Medizinstudenten und Ärzte an der Universität Graz.

Er hält zahlreiche Vorträge im In- und Ausland. Auf Wunsch von Zuhörern begann er zu schreiben. Sein Buch **„Impfen - Das Geschäft mit der Unwissenheit“** ist am 24. Feber, 2014 in der 4. Auflage erschienen. Im Jänner 2015 erschien **„Mythos Ansteckung“**. Im August 2016 erschien **„Homöopathie für alle – Praktische Hilfen im Alltag“**. Mit diesem Buch will er allen Menschen ein Werkzeug zur Selbsthilfe geben.

Er fühlt sich dem ärztlichen Grundsatz **primum nhil nocere - zu allererst keinen Schaden zufügen!** verpflichtet.